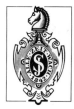

Herrn Professor Dr. med. H. Mellerowicz
zum 65. Geburtstag gewidmet.

I.-W. Franz

Ergometrie

bei Hochdruck- und Koronarkranken in der täglichen Praxis

Mit 25 Abbildungen
und 10 Tabellen

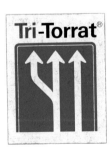

Springer-Verlag
Berlin Heidelberg New York Tokyo 1984

Ass. Prof. Dr. med. habil. I.-W. Franz
Institut für Leistungsmedizin
und Kardiologische Abteilung
des Klinikum Charlottenburg
Freie Universität Berlin
Forckenbeckstraße 20
1000 Berlin 33

Sonderausgabe für
FORUM GALENUS MANNHEIM

ISBN 3-540-13066-7
Springer-Verlag Berlin Heidelberg New York Tokyo
ISBN 0-387-13066-7
Springer-Verlag New York Heidelberg Berlin Tokyo

CIP-Kurztitelaufnahme der Deutschen Bibliothek
Franz, Ingomar-Werner: Ergometrie bei Hochdruck- und Koronarkranken in der
täglichen Praxis / I.-W. Franz. – Sonderausg. für Forum Galenus Mannheim. – Ber-
lin; Heidelberg; New York; Tokyo: Springer, 1984.
ISBN 3-540-13066-7 (Berlin ...)
ISBN 0-387-13066-7 (New York ...)

Satz- und Bindearbeiten: G. Appl, Wemding, Druck: aprinta, Wemding
2125/3140-543210

Vorwort

Ergometrische Untersuchungen haben sich zum Nachweis und zur Einschätzung des Schweregrades der koronaren Herzkrankheit in Klinik und Praxis weltweit durchgesetzt. Der Hauptgrund hierfür dürfte sein, daß dieses Testverfahren bei richtiger Methodik reproduzierbare und vergleichbare Ergebnisse gewährleistet und den Untersucher schnell und ohne großen apparativen Aufwand objektiv informiert.

Im Vergleich zur koronaren Herzkrankheit wird eine ergometrische Untersuchung zur Einschätzung der Hochdruckkrankheit noch wesentlich seltener durchgeführt. Bedenkt man jedoch, daß der Ruheblutdruck großen Schwankungen unterliegt und besonders bei der milden Hypertonie mal erhöht aber auch grenzwertig bis normal ausfallen kann, so bietet sich die Ergometrie aufgrund der Reproduzierbarkeit der Ergebnisse auch besonders zur Diagnostik der grenzwertigen und labilen Hypertonie an. Hinzukommt, daß es aufgrund tierexperimenteller Befunde, theoretischer Überlegungen aber vor allen Dingen auch neuerer klinischer Studien sehr wahrscheinlich ist, daß die akuten und chronischen Folgeerkrankungen nicht nur durch den Ruheblutdruck, sondern wesentlich auch durch die Blutdruckanstiege bei alltäglichen physischen und psychischen Belastungen bestimmt werden. Da diese Blutdruckreaktionen durch eine ergometrische Untersuchung besser abgeschätzt werden können, kommt der Ergometrie auch eine prognostische Bedeutung zu.

Ziel dieses Buches soll es sein, nicht nur auf die Bedeutung einer Ergometrie bei Hypertonie- und Koronarkranken hinzuweisen, sondern vor allen Dingen in kurzer übersichtlicher Form eine praxisorientierte Durchführung und richtige Bewertung zu erleichtern.

Grundvoraussetzung hierfür ist die Kenntnis einer exakten ergometrischen Methodik für deren Standardisierung sich Prof. H. Mellerowicz in den letzten 25 Jahren über die deutschen Grenzen hinaus wesentliche Verdienste erworben hat. Seine große Erfahrung und viele seiner Anregungen haben auch dieses Buch geprägt, so daß es mir ein besonderes Anliegen ist, es ihm zu seinem 65. Geburtstag, den er Anfang 1984 feiern wird, zu widmen.

Berlin, im Dezember 1983   I.-W. FRANZ

Inhaltsverzeichnis

A. Problemstellung

Üblicherweise wird das Vorliegen eines Hochdrucks bzw. der Schweregrad der Erkrankung anhand einer Ruheblutdruckmessung beurteilt. Das heißt, obwohl der Blutdruck komplex und dynamisch reguliert ist, wird die Einschätzung der Erkrankung auf eine einfache statische Betrachtungsweise reduziert. Physiologische und ganz besonders pathophysiologische Regelkreise müssen jedoch dynamisch und nicht statisch betrachtet werden, denn es gilt für alle biologischen Systeme, die regulativen Abläufen unterliegen, daß die Erhebung eines Meßwerts zu einem bestimmten Zeitpunkt niemals die Dynamik des gesamten Regelkreises widerspiegelt, sondern nur den gegenwärtigen Zustand beschreibt.

Dies wird z. B. deutlich bei der Regulation des Blutzuckers, der in Abhängigkeit von der Nahrungsaufnahme, der körperlichen Aktivität, der emotionalen Lage, aber auch bei fiebrigen Erkrankungen große Schwankungen aufweist. Deshalb hat es sich in der ärztlichen Praxis durchgesetzt, die Variabilität des Blutzuckers durch Erstellung von Tagesprofilen und Bestimmung der Zuckerausscheidung im Sammelurin besser abzuschätzen und diagnostisch und therapeutisch zu verwenden.

1. Blutdruck als dynamische Größe

Ebenso wie der Blutzucker muß ganz besonders der Blutdruck als eine dynamische Größe angesehen werden, die sich je nach Tageszeit oder Situation ändert. Dieses ist gut verständlich, denn der Blutdruck wird dynamisch reguliert, durch die Größe des Herzzeitvolumens und des totalen peripheren Gefäßwiderstandes in den Arteriolen. So bewirkt jede situative Erhöhung der Herzfrequenz und des Herzschlagvolumens einen Anstieg des systolischen Blutdrucks, da dieser überwiegend vom Ausmaß des Herzzeitvolumens bestimmt wird. Der im Hochdrucksystem herrschende Blutdruck hängt jedoch nicht nur davon ab, wieviel Blut die „Pumpe" Herz pro Minute auswirft, sondern auch davon, wie schnell das Blut abfließen kann. Letzteres wird reguliert durch den peripheren Gefäßwiderstand, der durch den Spannungszustand der Arteriolen bestimmt wird. Hierdurch wird besonders der diastolische Blutdruck beeinflußt, indem durch die Engstellung der Arteriolen eine Blutdruckerhöhung und durch die Weitstellung eine Blutdruckabsenkung bewirkt wird.

Somit kommt es im Laufe eines Tages zu einer Vielzahl von Reaktionen des Herz-Kreislauf-Systems auf Umwelteinflüsse, die die zentrale Größe in der Hochdruckdiagnostik, nämlich den Blutdruckwert, selbst ständig verändern. Oft werden diese auslösenden Mechanismen für den Patienten, aber auch für den untersuchenden Arzt nicht erkennbar, da sie Bestandteil des alltäglichen Lebens sind und deshalb nicht bewußt registriert werden.

Das besondere Dilemma für den beurteilenden Arzt liegt somit darin, daß er über keinen wirklichen Ruheblutdruckwert verfügt, der sowohl vergleichbare und vor allen Dingen auch reproduzierbare Angaben erlaubt. Vielmehr erheben wir einen Meßwert unter annähernder körperlicher Ruhe, der jedoch durch die emotionale Lage, zirkardiane Rhythmen, aber auch durch vorangegangene körperliche Belastungen stark verändert werden kann und somit nicht reproduzierbar ist. Aber dieses ist eigentlich die Grundvoraussetzung für jegliche Diagnostik in der Medizin, zumal anhand solcher Werte nach Empfehlung der Weltgesundheitsorganisation in Normotension, Grenzwerthypertonie und Hypertonie eingeteilt werden soll [153].

2. Schwierigkeiten bei der Einteilung in Normotension, Grenzwerthypertonie und Hypertonie

So ist es dann auch nicht überraschend, daß die Einteilung in die vorgeschlagenen Gruppen je nach Situation unterschiedlich ausfällt. Schon 1921 berichtete Fahrenkamp [27], daß sich bei 3maligen täglichen Blutdruckmessungen Differenzen bis zu 70 mm Hg systolisch bei Hochdruckkranken nachweisen ließen. 1929 bestätigte Diehls [22], daß die tageszeitlichen Blutdruckschwankungen so groß waren, daß der morgendliche Wert als normal und der abendliche als zu hoch gewertet werden mußte. Kain et al. [77] berichteten 1964 über die direkte Messung des Blutdrucks an 62 Hochdruckkranken über 12 h an 2–3 aufeinanderfolgenden Tagen. Dabei ergaben sich Differenzen für den systolischen Blutdruck von 50 mm Hg (135–185 mm Hg) und von 32 mm Hg (80–112 mm Hg) für den diastolischen Blutdruck. Diese große Blutdruckvariabilität wurde auch von anderen Autoren bei direkten und indirekten Messungen bestätigt [61, 85, 90, 91, 147]. Die Schwierigkeit bei der Gruppeneinteilung in Normotonie, Grenzwerthypertonie und Hypertonie wird besonders deutlich durch die von Schulte et al. [140] vorgelegte Untersuchung. Aufgrund des Gelegenheitblutdrucks bei Klinikaufnahme zeigten 20% der Patienten einen normalen, 30% einen grenzwertigen und 50% einen erhöhten Blutdruck. Nach Gewöhnung an die Krankenhausatmosphäre und unter strengen Ruhebedingungen in einem abgeschirmten Labor zeigte sich jedoch ein völlig

unterschiedliches Ergebnis. So wiesen unter diesen Bedingungen 75% der Patienten einen normalen, 10% einen grenzwertigen und nur noch 15% einen erhöhten Blutdruck auf. Dabei lag eine übereinstimmende Zuordnung zu den von der WHO vorgeschlagenen Blutdruckgruppen von nur 38% vor. Mancia et al. [99] konnten bei 48 Hochdruckkranken, die 24 h lang intraarteriell überwacht wurden, zeigen, daß es bei einer zusätzlichen indirekten Blutdruckmessung durch einen Arzt zu einem maximalen Blutdruckanstieg von systolisch 21 mm Hg und diastolisch 15 mm Hg kam, der auch bei einer Zweitmessung zu einem anderen Zeitpunkt nachweisbar war.

Aus dem bisher Gesagten muß konsequenterweise gefolgert werden, daß Blutdruckwerte nur dann untereinander vergleichbar sind, wenn sie unter möglichst gleichen äußeren Bedingungen, also gleichem körperlichen und geistigen Streß gemessen werden. Da dieses unter den alltäglichen klinischen Bedingungen jedoch nicht realisierbar ist, wurde 1944 von Smirk die Bestimmung des sog. Basisblutdruckes [141] als reproduzierbarer Referenzwert für das Blutdruckniveau beschrieben. Die von Kilpatrick [80] durchgeführten Untersuchungen ergaben jedoch, daß auch dieser von Smirk als Basisblutdruck beschriebene Wert eine große Variabilität bis zu 35 mm Hg systolisch und 24 mm Hg diastolisch bei Hochdruckkranken aufwies und somit ebenfalls durch emotionale Einflüsse überlagert wurde.

Auch der von Meesmann et al. [108] beschriebene Entspannungsblutdruck, als niedrigster Wert im Liegen nach 5minütiger aktiver Orthostase gemessen, liegt in seiner Aussagekraft nicht über der des mehrfach gemessenen Gelegenheitblutdrucks [84].

Es ist somit offenkundig, daß aufgrund der außerordentlichen Variabilität des Ruheblutdrucks in der Praxis die Diagnosestellung, besonders der Grenzwerthypertonie, der juvenilen labilen Hypertonie, aber auch der milden Blutdruckerhöhung im Alter, äußerst schwierig sein kann. Hinzu kommt, daß dem behandelnden Arzt nicht selten Zweifel an der pa-

thologischen Bedeutung und Behandlungsbedürftigkeit grenzwertig bis leicht erhöhter
Blutdruckwerte aufkommen, besonders
dann, wenn zwischenzeitlich normotensive
Werte gemessen werden. In diesem Zusammenhang muß jedoch erwähnt werden, daß
aus zeitweilig normotensiven Blutdruckwerten keinesfalls auf Normotonie rückgeschlossen werden kann, wie die telemetrischen
Langzeituntersuchungen von Krönig [85] zeigen: „Es bleibt aus diesen Befunden zu folgern, daß bei Hochdruckkranken des WHO-
Stadiums I unter Ruhebedingungen Normotension die Regel ist, und die Hypertonie im
Sinne der einleitend genannten Bereitstel-
lungskrankheit nur unter Belastung nachweisbar wird, wobei hier psychische Faktoren
ebenso bedeutsam wie physische sein können."

3. Hypertonie als große Herausforderung an die präventive und kurative Medizin

Bedenkt man, daß in der Bundesrepublik
Deutschland mit 6,5 Mio. Hochdruckkranken zu rechnen ist und daß von ihnen 40%
unentdeckt und insgesamt nur 25% ausreichend behandelt werden, so wird klar ersicht-
lich, wie weit wir davon entfernt sind, die
Hochdruckkrankheit und somit die schwerwiegenden Folgeerkrankungen [21, 73, 97,
106, 128] in den Griff zu bekommen. Etwa
40% aller Personen in der Bundesrepublik
Deutschland unter 65 Jahren sterben an den
Folgen der Hypertonie [152], 40% aller Früh-
rentenfälle sind durch Herz-Kreislauf-Erkrankungen bedingt, wobei dem Bluthochdruck wiederum die größte Bedeutung zukommt [145].
In zahlreichen epidemologischen Studien
wurde der direkte Zusammenhang zwischen
Bluthochdruck und der Morbidität und Mortalität an Herz-Kreislauf-Erkrankungen
nachgewiesen [73, 97]. Dabei konnte die Ende
1979 publizierte amerikanische Interventi-

onsstudie [73] deutlich aufzeigen, daß auch
der milden Blutdruckerhöhung eine große
pathologische Bedeutung zukommt.
Auch die 1980 veröffentlichte australische Interventionsstudie [97] ergab, daß die medikamentöse Behandlung der milden Hypertonie
die Morbiditäts- und Mortalitätsrate an kardiovaskulären Erkrankungen im Vergleich
zur Placebogabe signifikant senkte. Zum gleichen Ergebnis kam auch die von Trafford et
al. [147] publizierte und in England an 961 Patienten durchgeführte Studie.
In Kenntnis und Wertung dieser Tatbestände
schrieben Sturm u. Schuster 1977 in der Deutschen Medizinischen Wochenschrift [145]:
„In Anbetracht der ernsten Prognose einer
unbehandelten Hypertonie und der überzeu-
genden Erfolge einer modernen Hochdruckbehandlung ist es ein folgenschweres Ver-
säumnis, eine Hypertonie diagnostisch nicht
zu klären, wirksam zu behandeln und sorgfäl-
tig zu überwachen."
Dies läßt sich jedoch nur durch ein frühzeitiges Erfassen des erhöhten Blutdrucks und vor
allen Dingen auch ein richtiges Einschätzen
der ambulant gemessenen Blutdruckwerte erreichen. Hierzu wird ein diagnostisches Ver-
fahren benötigt, welches sowohl vergleichbare als auch reproduzierbare Ergebnisse der
Blutdruckmessung gewährleistet.

4. Warum ergometrische Hochdruckdiagnostik?

Ergometrische Untersuchungen haben sich
aufgrund der Reproduzierbarkeit und Ver-
gleichbarkeit der Meßergebnisse und der guten diagnostischen Aussagekraft zur Bestimmung der kardiokorporalen Leistungsbreite
und vor allen Dingen zur Beurteilung der koronaren Durchblutungsverhältnisse in Klinik
und Praxis weltweit durchgesetzt [52, 109].
Dieses gilt zum einen deshalb, da bei der Ergometrie im Gegensatz zu anderen Funktionsprüfungen des kardio-pulmo-korporalen
Systems die Leistung des Probanden oder Patienten physikalisch exakt in den internatio-

nal gebräuchlichen Leistungsgrößen mkp/s bzw. Watt gemessen wird, wobei als Leistungsmeßgeräte mechanisch oder elektromagnetisch gebremste Ergometer gleichwertig verwendet werden können. Allerdings muß auf die Einhaltung der internationalen Standardisierungsvorschläge zur Durchführung ergometrischer Untersuchungen geachtet werden, die als Anhang diesem Buch beiliegen.

Zum anderen gewährleistet die ergometrische Leistungsdiagnostik deshalb vergleichbare und reproduzierbare Ergebnisse, weil bei exakter Durchführung unter relativen Steadystate-Bedingungen eine lineare Beziehung zwischen den kardiopulmonalen Funktionen und dem Anstieg des ergometrischen Leistung besteht. Dieses gilt für das Herzzeitvolumen, die Sauerstoffaufnahme, das Herzschlagfrequenzverhalten und den systolischen Blutdruck. Dabei konnte gezeigt werden, daß das Herzfrequenzverhalten und der systolische Blutdruck oberhalb einer Leistung von 1 Watt/kg KG durch psychische Einflüsse nicht signifikant verändert werden [56, 132].

Neben der guten Standardisierbarkeit ist für die breite Anwendung eine Untersuchungsmethode wichtig, daß sie apparativ nicht aufwendig und für den Patienten nicht belastend ist. Darüber hinaus darf die Einzeluntersuchung nicht kostenintensiv sein, so daß sie beliebig oft wiederholbar ist. Wie noch darzustellen sein wird, ist der zeitliche Aufwand mit 6minütiger Ergometrie und 5minütiger Erholungsphase – die jedoch häufig verkürzt werden kann – zeitlich noch so bemessen, daß die Methode auch ambulant als Routineuntersuchung weite Anwendung finden kann [55].

Bedenkt man einerseits die gute Standardisierbarkeit und praktische Anwendbarkeit dieser Methode und besonders die großen diagnostischen Probleme bei der Beurteilung des hohen Blutdrucks, so bietet sich eine ergometrische Untersuchung aufgrund des bisher Gesagten geradezu an.

Neben der guten Standardisierbarkeit der Untersuchungsbedingungen läßt sich darüber hinaus auch aufgrund hämodynamischer Studien gut aufzeigen, daß gerade eine ergometrische Untersuchung zur Beurteilung der arteriellen Hochdruckkrankheit in besonderer Weise geeignet ist. Eine Vielzahl hämodynamischer Untersuchungen bei Hochdruckkranken in Ruhe und während Ergometrie haben übereinstimmend gezeigt [32, 75, 85, 94, 134], daß der erhöhte periphere Strömungswiderstand der Arteriolen als das charakterisierende Merkmal der arteriellen Hypertonie angesehen werden muß.

Besonders hervorzuheben ist in diesem Zusammenhang das von Julius et al. [75] beschriebene abweichende Verhalten des totalen peripheren Widerstands Hochdruckkranker während Ergometrie. Die Autoren fanden, daß schon bei der beginnenden Hochdruckform kein dem Anstieg des Herzzeitvolumens adäquater Abfall des peripheren Gefäßwiderstands nachweisbar war. Demgegenüber kommt es bei Normalpersonen während einer dynamischen Belastung aufgrund des gesteigerten Energiestoffwechsels zu einer metabolischen Gefäßweitstellung, die einen starken Abfall des totalen peripheren Strömungswiderstands bewirkt. Deshalb ist trotz Steigerung des Herzzeitvolumens nur ein äußerst geringer diastolischer Blutdruckanstieg während Ergometrie nachweisbar [85, 94]. Bei Hochdruckkranken ist jedoch diese kompensatorische Vasodilatation während Ergometrie stark eingeschränkt, so daß hieraus ein deutlicher Anstieg des diastolischen Blutdrucks resultiert. Ursächlich hierfür könnte die von Folkow [31] beschriebene Arteriolenwandverdickung mit einer veränderten Reaktionslage auf Vasokonstriktorenreize oder bereits vorhandene arteriosklerotische Wandveränderungen sein.

Ein wesentliches Grundprinzip der ergometrischen Beurteilung der Hochdruckkrankheit liegt somit darin, zu überprüfen, ob die Arteriolen bei dynamischer Belastung in der Lage sind, sich den Ansprüchen eines gesteigerten O_2-Bedarfs der Muskulatur im Sinne einer Gefäßweitstellung anzupassen [55]. Ist diese Fähigkeit zur Vasodilatation eingeschränkt, so resultiert aus dem pathologischen Verhalten der Widerstandsgefäße ein Anstieg des diastolischen Blutdrucks, der für die Hochdruckkrankheit beweisend ist. Steigt der diastolische Blutdruck im submaximalen dynamischen Leistungsbereich von 50–100 Watt nicht in den pathologischen Bereich an, so kann auf eine physiologische Arteriolenweitstellung rückgeschlossen werden, was eine arterielle Hypertonie ausschließt.

Bedenkt man, daß die Erhöhung des totalen peripheren Gefäßwiderstands in Ruhe und während Ergometrie als die charakterisierende Größe der arteriellen Hypertonie angesehen werden kann [32, 75, 94, 134] und bei der Messung des Blutdrucks als erhöhter diastolischer Wert meßbar wird, so kann kein Zweifel daran bestehen, daß gerade das Verhalten des diastolischen Blutdrucks während Ergometrie zu einem wesentlichen Unterscheidungskriterium zwischen Normotension und Hypertension wird [37, 43, 49, 55, 57].

5. Warum kein isometrischer oder emotionaler Test?

Prinzipiell kann als diagnostisches Untersuchungsverfahren auch das entgegengesetzte Verhalten der Arteriolen, sich nämlich auf einen standardisierten Reiz zu kontrahieren, eingesetzt werden. Für ein solches Untersuchungsverfahren kämen eine isometrische Belastung oder ein emotionaler Test in Frage.

In zahlreichen Studien konnte gezeigt werden, daß es unter einer isometrischen Muskelkontraktion – also mit überwiegender Kraftentwicklung – zu einem deutlichen und überschießenden Anstieg des diastolischen Blutdrucks und somit des totalen peripheren Strömungswiderstands sowohl bei Normalpersonen als auch bei Hochdruckkranken kommt [105, 116, 154, 155]. Diese typische Blutdruckreaktion könnte man nun mit Hilfe eines einfachen isometrischen Tests, z.B. durch das Heben eines näher definierten Gewichts, ausnutzen. Leider scheint es nach Untersuchungen von Zerzawy [154] und eigenen Erfahrungen so zu sein, daß auch mit Hilfe eines standardisierten isometrischen Testverfahrens die Hochdruckdiagnostik nicht erleichtert wird. Ein wesentlicher Grund dürfte darin zu sehen sein, daß bei isometrischen Tests sowohl Normotensive als auch Hypertensive deutliche diastolische Blutdruckanstiege aufweisen, die sich z.T. überlappen und somit keine ausreichende Trennschärfe aufweisen. Gerade hier zeigt sich der Vorteil eines dynamischen Ergometertests, da bezüglich des diastolischen Blutdrucks ein gegenläufiges hämodynamisches Verhaltensmuster bei Normotensiven und Hypertensiven anzutreffen ist. Ein weiteres Problem des isometrischen Tests liegt darin, daß er nur äußerst schwer zu standardisieren ist. So hängt z.B. die Kreislaufreaktion auf Krafteinsatz wesentlich vom Trainingszustand der eingesetzten Muskulatur ab, was für dynamische Belastungen nicht zutrifft.

Zur besseren Charakterisierung von Hochdruckkranken wurde von von Eiff et al. [150] und von Schulte et al. [139] ein standardisierter emotionaler Test vorgeschlagen. Mit Hilfe eines solchen Tests konnte z.B. gezeigt werden, daß Normotoniker mit familiärer Hypertonieanamnese im Vergleich zu solchen ohne eine erbliche Belastung deutlich überschießende Blutdruckanstiege aufweisen. Kürzlich wurde aber darüber berichtet [115], daß bei der Zweitanwendung dieses Tests leider deutliche Adaptationsphänomene auftreten und somit keine reproduzierbaren Ergebnisse bei Kontrolluntersuchungen gewährleistet sind.

6. Was soll inhaltlich vermittelt werden?

In den weiteren Kapiteln soll gezeigt werden, daß eine Überprüfung des Blutdruckverhaltens während einer standardisierten Fahrradergometrie im Bereich von 50–100 Watt und bis zur 5. Minute danach bezüglich der diagnostischen Treffsicherheit und zur Identifizierung von Hochdruckkranken der Ruheblutdruckmessung deutlich überlegen ist.

Es soll darüber hinaus verdeutlicht werden, daß eine ergometrische Untersuchung eine zusätzliche prognostische Bedeutung besitzt. Das Ausmaß der durch alltägliche körperliche und emotionale Belastungen auftretenden überhöhten Blutdruckanstiege und somit das kardiovaskuläre Risiko kann besser abgeschätzt werden, was anhand der Ruheblutdruckmessung nicht möglich ist [85, 147]. So konnte von Floras et al. [30] und Pickering [119] gezeigt werden, daß eine enge Korrelation zwischen dem Blutdruckverhalten während der Ergometrie und dem kontinuierlich ermittelten Blutdrucktagesprofil besteht.

Weiterhin soll darauf hingewiesen werden, daß durch eine ergometrische Überprüfung einer antihypertensiven Behandlung die Therapiesicherheit beträchtlich erhöht werden kann [33, 35, 42, 46].

Letztendlich soll aus zwei Gründen eine praxisorientierte Darstellung der Durchführung und Bewertung eines Belastungs-EKGs erfolgen. Zum einen besteht eine hohe Koindizenz zwischen Hypertonie und koronarer Herzkrankheit. Zum anderen läßt sich die Bewertung des Blutdruckverhaltens und der koronaren Durchblutungsverhältnisse in einem Arbeitsgang durchführen, was aus Zeit- und Kostengründen wichtig ist.

B. Ergometrische Hochdruckdiagnostik

Das heikle diagnostische Problem bei der Hochdruckkrankheit liegt darin, daß aufgrund der großen Blutdruckvariabilität und der Abhängigkeit des Blutdrucks von der körperlichen und emotionalen Aktivität Meßwerte nur unter möglichst gleichen äußeren Bedingungen vergleichbar sind. Es wird deshalb ein standardisierbares Testverfahren benötigt, welches zum einen vergleichbare und vor allen Dingen auch reproduzierbare Blutdruckwerte gewährleistet und somit die Beurteilung des hohen Blutdrucks erleichtert, zum anderen aber auch eine standardisierte Überprüfung der sympathischen Aktivität ermöglicht, um überhöhte Belastungsblutdrücke besser abschätzen zu können. Beide Voraussetzungen werden durch eine standardisierte ergometrische Untersuchung weitgehend erfüllt. Im folgenden soll zunächst die praktische Durchführung der Blutdruckmessung während Ergometrie besprochen werden.

1. Welches Ergometer soll verwendet werden?

Prinzipiell können alle geeichten und eichbaren Ergometer und besonders jene, die den Standardisierungsbedingungen für ergometrische Untersuchungen entsprechen, verwendet werden. Für die eigenen ergometrischen Untersuchungen wurde ein eichbares, mechanisch gebremstes Fahrradergometer vom Typ ERG 301 der Firma Robert Bosch

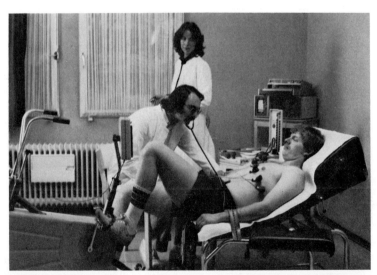

Abb. 1. Ermittlung des Blutdruckverhaltens während standardisierter Ergometrie in halbsitzender Position auf einem mechanisch gebremsten Fahrradergometer (Typ ERG 301 der Fa. Robert Bosch GmbH Berlin)

GmbH Berlin verwendet (Abb. 1). Die Kurbellänge und die Schwungmasse der Drehscheibe dieses Ergometers sind entsprechend den internationalen Standardisierungsvereinbarungen für Ergometrie [52] angefertigt. Darüber hinaus besitzt dieses Gerät eine Eichvorrichtung, die eine Kontrolle der Eichung und eine evtl. nötige Korrektur in einfacher Weise und ohne Zeitaufwand ermöglicht.

Das verwendete Ergometer ist mit einer Spezialliege kombiniert, die ein universelles Einstellen auf die individuellen Maße eines jeden Probanden zuläßt. Je nach Größe des Probanden kann somit der Abstand zur Tretkurbel entsprechend den Standardisierungsvorschlägen gewählt werden. Das Gesäß ruht auf einer horizontalen Fläche, der Oberkörper und die Arme auf einer ca. 45° steilen Liegefläche. Die Tretkurbel ist unterhalb der Sitzfläche des Ergometers angeordnet, so daß ein Treten nach unten – wie bei der Ergometrie im Sitzen – möglich ist. Diese halbsitzende Position bedeutet aufgrund der ruhigen und entspannten Lage des Oberkörpers und der Arme eine wesentliche Erleichterung bei der Blutdruckmessung.

Selbstverständlich kann zur Beurteilung des Blutdruckverhaltens während Ergometrie auch die Position im Liegen oder wie in der Praxis häufig im Sitzen durchgeführt werden. Bezüglich der Blutdruckmessung ergeben sich zwischen der liegenden und halbsitzenden Position keine wesentlichen methodischen Unterschiede. Bei der Fahrradergometrie im Sitzen müssen jedoch einige besondere Regeln eingehalten werden. Dies gilt besonders für den Vorgang der Blutdruckmessung, wie später noch auszuführen sein wird.

2. Wie soll der Blutdruck gemessen werden?

Die klinische Standardmethode zur indirekten Messung des Blutdrucks erfolgt nach dem Prinzip von Riva-Rocci und Korotkow. Für die ärztliche Praxis besonders geeignet sind die traditionellen Quecksilbermanometer, da sie genau, zuverlässig und auch widerstandsfähig sind. Zur Vermeidung von Meßfehlern ist es wichtig, das Quecksilbermanometer im Bereich des Meßplatzes so anzuordnen, daß die fallende Quecksilbersäule ungefähr in Augenhöhe des Untersuchers angeordnet ist. Nach eigener Erfahrung können hiermit im Vergleich zu den Aneroidmanometern, bei denen der Druck im Schlauchsystem auf eine Membran übertragen wird, deren Bewegung durch eine Anzeigenadel ablesbar wird, wesentlich leichter und in 2 mm Hg-Sprüngen abgelesen werden. Die Aneroidgeräte sollten darüber hinaus in halbjährlichen Abständen auf ihre Meßgenauigkeit überprüft werden, was in der Regel für Quecksilbermanometer nur jährlich und nach den gesetzlichen Bestimmungen alle 2 Jahre notwendig ist.

Schon beim Anlegen der genormten Blutdruckmanschette müssen Fehler vermieden werden, die das Ergebnis beeinträchtigen können. So sollte die luftleere Manschette – ohne abzuschnüren – fest anliegen und ca. 2,5 cm oberhalb der Ellenbeuge enden.

Die auskultatorische Messung des Blutdrucks mit Hilfe eines normalen Stethoskops über der medialen Ellenbeuge kann grundsätzlich in sitzender oder liegender Position erfolgen. Unabhängig von der Körperstellung sollte jedoch darauf geachtet werden, daß sich der im Ellenbogengelenk ganz leicht gebeugte Unterarm in Herzhöhe befindet. Dieses ist bei der Fahrradergometrie in halbsitzender bzw. liegender Position durch das Aufliegen des Armes auf der Liegefläche gewährleistet, wobei es sich zusätzlich als besonders vorteilhaft erweist, daß am entspannten und ruhig aufliegenden Arm gemessen werden kann.

Ähnliche gute Meßbedingungen müssen bei der Fahrradergometrie im Sitzen erst geschaffen werden. Dazu ist zum einen nötig, daß der Patient seine Hand von der Lenkstange löst, damit eine Geräuschübertragung, aber auch das Auftreten von Muskelanspannungen am zu messenden Arm vermieden wird. Der untersuchende Arzt stellt sich vor den Patienten und unterstützt mit seinem linken Arm von unten den rechten Unterarm und die Ellenbeuge des Patienten und bringt sie ungefähr auf Herzhöhe. Gleichzeitig fixiert er mit seiner linken Hand das Stethoskop über der medialen Ellenbeuge. Als zusätzlich nützlich hat sich erwiesen, die rechte Hand des Patienten leicht unter der linken Armbeuge einzuklemmen und somit den zu messenden Arm zu fixieren und zu entlasten, wobei man vor jeder Messung überprüft, ob der Arm auch wirklich muskulär entspannt ist.

Beim ersten hörbaren Geräusch wird am Manometer der systolische Blutdruck in der sog. Phase I nach Korotkow abgelesen. Der diastolische Blutdruck kann beim deutlichen Leiserwerden des Geräusches, also in der sog. Phase IV oder auch bei völligem Verschwinden des Geräusches in der sog. Phase V angegeben werden. Zur besseren Standardisierung wurde von der Deutschen Liga zur Bekämpfung des hohen Blutdrucks in Übereinstimmung mit der WHO 1981 die Beurteilung des diastolischen Blutdrucks in der Phase V vorgeschlagen. Für die Bestimmung des diastolischen Blutdrucks während der Fahrradergometrie empfiehlt sich jedoch auch in Übereinstimmung mit der WHO die Angabe des diastolischen Blutdrucks in der Phase IV.

Bei Vergleichsuntersuchungen sollte stets am gleichen Arm gemessen werden, nachdem bei der Erstuntersuchung eine Messung an beiden Armen erfolgte.

Bei einem Oberarmumfang von mehr als 40 cm ergeben sich bei der indirekten Blutdruckmessung nicht unerhebliche Fehler. Eine Abänderung der gemessenen Werte mit Hilfe der früher verwendeten Korrekturtabellen empfiehlt sich nicht, jedoch die Messung mit einer breiteren und längeren Stoffmanschette, die üblicherweise für die Messung am Oberschenkel verwendet wird.

Trotz vielfältiger Versprechungen in der Werbung haben die automatischen Blutdruckmeßgeräte die Meßgenauigkeit der indirekten Blutdruckermittlung nicht verbessert. Vielmehr ergeben sich bei den meisten erhebliche Abweichungen von der direkten Blutdruckmessung und der auskultatorischen Messung mit Hilfe der traditionellen Methode. Dieses gilt auch besonders für die Messung des Blutdrucks während einer Fahrradergometrie, so daß diese Geräte nicht eingesetzt werden sollten.

3. In welchem ergometrischen Leistungsbereich soll der Blutdruck beurteilt werden?

Zur Beurteilung des Blutdruckverhaltens von Hochdruckkranken und Normalpersonen wurde in den eigenen Untersuchungen jeweils der Leistungsbereich von 50–100 Watt gewählt. Beginnend mit 50 Watt kann gleichwertig in Steigerungsstufen von 10 Watt/1 min oder 25 Watt/2 min bis insgesamt 100 Watt vorgegangen werden. Dabei muß auf eine konstante Umdrehungszahl von 50 U/min geachtet werden. Dieses gilt auch für drehzahlunabhängige Fahrradergometer, denn die biologische Leistung ist bei physikalisch gleicher Leistungsstufe und unterschiedlicher Drehzahl verschieden [92].

Für die Wahl des verwendeten ergometrischen Meßbereichs von 50–100 Watt ist von ganz entscheidender Bedeutung, daß dieser ergometrische Arbeitsbereich alltäglichen körperlichen Belastungen entspricht [85, 155]. Das vaskuläre Risiko der arteriellen Hypertonie wird deshalb am besten durch diesen Leistungsbereich charakterisiert [30, 49, 55]. Die Verwendung von Steigerungsstufen von 10 Watt/1 min bzw. 25 Watt/2 min gewährleistet exakte und reproduzierbare Ergebnisse [34] und bedeutet eine erhebliche Zeitersparnis, die im Vergleich zu Leistungsstufen längerer Dauer diese Methode für die Routineuntersuchung erst praktikabel macht. Außerdem können durch dieses Vorgehen in kleinen Steigerungsstufen exzessive Blutdruckanstiege vermieden bzw. frühzeitig erkannt werden. Dadurch sind diese Leistungsstufen auch für ältere und Risikopatienten,

z. B. mit manifester Koronarinsuffizienz, an
wendbar.

Es bedarf keiner besonderen Erwähnung,
daß z. B. bei der Beurteilung des Blutdruckverhaltens sportlich gut trainierter Hochdruckpatienten, die bei 100 Watt nur ungenü-
gende Herzfrequenzanstiege aufweisen, auf
jene Leistungsstufen gesteigert werden muß,
die Herzfrequenzen von ungefähr 125 Schlä-
gen, wie sie üblicherweise von nichttrainier-
ten Männern z. B. bei 100 Watt erbracht werden, bewirken. Auf diesen Leistungsstufen
weisen dann jene trainierten Patienten ebenfalls deutlich überhöhte systolische und diastolische Blutdrücke auf.

Der Verzicht auf höhere oder sogar maximale
Leistungsstufen ist darüber hinaus auch me-
thodisch begründet. Zum einen kann, wie
noch auszuführen sein wird, der diastolische
Blutdruck mit ansteigender Wattzahl zuneh-
mend falsch zu niedrig gemessen werden. Außerdem wird mit zunehmender Leistungsstufe der Anteil an isometrischen Kontraktionen
größer und somit die Trennschärfe des diastolischen Blutdrucks geringer (s. Kap. B, 11).
Zum anderen wird auf maximaler Leistungsstufe auch die Bewertung des systolischen
Blutdrucks, der ja im wesentlichen durch das
Herzzeitvolumen bestimmt wird, dadurch er-
schwert, daß auch normotensive Ausdauer-
leister aufgrund ihrer trainingsbedingten, großen maximalen Herzzeitvolumina systolische
Blutdruckwerte von 250 mm Hg und mehr erreichen können.

4. Gewährleistet die auskultatorische Blutdruckmessung während Ergometrie zuverlässige Ergebnisse?

Bei der großen Anzahl Hochdruckkranker
kann eine Methode zur Diagnostik der arteriellen Hypertonie nur dann einen wesentlichen Beitrag leisten, wenn sie allgemein und
weit anwendbar ist und keinen großen apparativen Aufwand erfordert. In zahlreichen
Publikationen sind vergleichende blutige und
auskultatorische Messungen des Blutdrucks

während Ergometrie durchgeführt worden.
In der Literatur besteht Einstimmigkeit darüber, daß die indirekte Auskultationsmes-
sung des systolischen Blutdrucks während ergometrischer Leistung keinen signifikanten
Unterschied zu den direkten intravasal ermittelten Werten aufweist [3, 102, 130], somit der
direkten Methode nicht unterlegen ist und zuverlässige und reproduzierbare Ergebnisse
gewährleistet. Im Gegensatz dazu korrelieren
nach Matthes et al. [102] und Rost [130] die indirekt ermittelten diastolischen Blutdrücke
nur gut bei leichter ergometrischer Leistung.
So ergaben Untersuchungen von Rost bei
110 Watt einen indirekt ermittelten Blutdruck
von 189/85 mm Hg, der sich vom blutigen
Wert mit 185/87 mm Hg nicht unterschied.
Bei 190 Watt wurde jedoch der diastolische
Blutdruck mit der Auskultationsmethode um
10 mm Hg unterschätzt [130]. Für die praktische Anwendung bedeutet dies jedoch auch
für den höheren Leistungsbereich, daß ein ge-
gebenenfalls gemessener diastolischer Blutdruck von z. B. 120 mm Hg einer sicheren pathologischen diastolischen Blutdrucksteigerung entspricht und es nur nicht mit Sicherheit angegeben werden kann, ob der Blutdruck nicht vielleicht sogar 125 oder gar
130 mm Hg beträgt.

Für die gute Verwertbarkeit der indirekten
diastolischen Blutdruckbestimmung während
einer Ergometrie von 50–100 Watt spricht
weiterhin die Tatsache, daß unter Verwendung dieser Methode verschiedene Gruppen
von Hochdruckkranken bezüglich ihres Alters und Schweregrads der Erkrankung nicht
nur systolisch, sondern auch diastolisch eindeutig voneinander getrennt werden konnten
[37, 55]. Dabei war besonders wichtig, daß
zwischen den einzelnen Gruppen die Unterschiede im diastolischen Blutdruck sowohl
während der Ergometrie als auch in der Erholungsphase danach stets gleichgerichtet
waren und ein entsprechendes Ausmaß aufwiesen.

Weiterhin angeführt werden kann die gute
Übereinstimmung zwischen den erhobenen
diastolischen Blutdruckwerten in den eigenen

Untersuchungen und den invasiv gemessenen Daten anderer Autoren [55, 85, 130].

Selten kann es bei der Messung des diastolischen Blutdrucks während der Ergometrie zum sog. Null- oder Durchlaufphänomen kommen, d. h. die Geräusche können bis zum Nullpunkt auskultiert werden. Hervorgerufen wird dieses durch eine Abnahme der Wandspannung und vor allem durch eine Zunahme der Strömungsgeschwindigkeit des Bluts [3], die wiederum mit höheren Leistungsherzfrequenzen ansteigt. Somit findet sich dieses Phänomen überwiegend auf höheren Leistungsstufen und besonders bei jüngeren Probanden mit hyperkinetischem Herzsyndrom, die überhöhte Herzfrequenzen und eine weitgestellte Peripherie aufweisen. In solchen Fällen muß zur Beurteilung des diastolischen Blutdrucks die Messung in der Erholungsphase nach Rückgang der Herzfrequenz herangezogen werden. Von den ca. 500 untersuchten Hochdruckkranken wies kein einziger ein Durchlaufphänomen auf, was aufgrund des erhöhten peripheren Widerstands und somit eingeschränkter Gefäßweitstellung auch nicht zu erwarten ist. Das heißt, kommt es während einer submaximalen Ergometrie von 50–100 Watt zu einem Durchlaufphänomen und ist hierdurch der diastolische Blutdruck nicht meßbar, so ist das Vorliegen einer arteriellen Hypertonie sehr unwahrscheinlich.

5. Wie ist das Blutdruckverhalten von Normalpersonen während und nach Ergometrie?

Grundlage einer jeglichen medizinischen Diagnostik und somit auch einer ergometrischen Untersuchung ist die Kenntnis von Normalwerten in Abhängigkeit von Geschlecht und Alter. Im folgenden soll deshalb so knapp wie möglich und ausführlich wie nötig das Blutdruckverhalten von männlichen und weiblichen Probanden mit normalem Blutdruck während der Ergometrie und

den 5 min in der Erholungsphase danach diskutiert werden.

Abb. 2 zeigt das Blutdruckverhalten von 20- bis 50jährigen männlichen Normalpersonen vor, während und nach Ergometrie. Ausgehend von einer Herzfrequenz von 98 Schlägen/min bei 50 Watt steigt die Herzfrequenz kontinuierlich auf einen Wert von 126 Schlägen/min bei 100 Watt an. Entsprechend verhält sich der systolische Blutdruck des Gesamtkollektivs, indem der Blutdruck von 155 mm Hg bei 50 Watt kontinuierlich ansteigt auf 188 mm Hg bei 100 Watt. Bei einem Vergleich der Lebensdekaden 20–30, 30–40 und 40–50 Jahre ergaben sich bezüglich der Mittelwerte und der Blutdrucksteigerung pro 10 Watt keine signifikanten Unterschiede [54]. Der diastolische Blutdruck zeigt während der Fahrradergometrie einen insgesamt nur geringen Anstieg von 86 mm Hg bei 50 Watt auf 92 mm Hg bei 100 Watt auf. Für den diastolischen Blutdruck ergab jedoch der Dekadenvergleich mit zunehmendem Alter höhere diastolische Blutdrücke.

In der Erholungsphase nach der Ergometrie zeigt sich der größte Blutdruckabfall bereits am Ende der 1. min, wobei der diastolische Blutdruck schon den Wert unmittelbar vor Ergometrie unterschreitet. In der 4. Erholungsminute unterschreitet auch der systolische Blutdruck des Gesamtkollektivs mit 138 mm Hg den oberen normotensiven Grenzbereich des Ruheblutdrucks von 140 mm Hg.

Entsprechend dem männlichen Kollektiv weisen auch die 20- bis 50jährigen Frauen während der Ergometrie einen kontinuierlichen Anstieg des systolischen Blutdrucks auf, der sich ebenfalls innerhalb der Dekaden 20–30, 30–40 und 40–50 Jahre nicht signifikant unterscheidet (Abb. 3), wogegen der diastolische Blutdruck durch das Alter signifikant beeinflußt wird.

Abb. 4 zeigt, daß auf gleicher Leistungsstufe von 50–100 Watt der systolische und diastolische Blutdruck zwischen Frauen und Männern keinen signifikanten Unterschied aufweist. Allerdings werden die Drücke von den

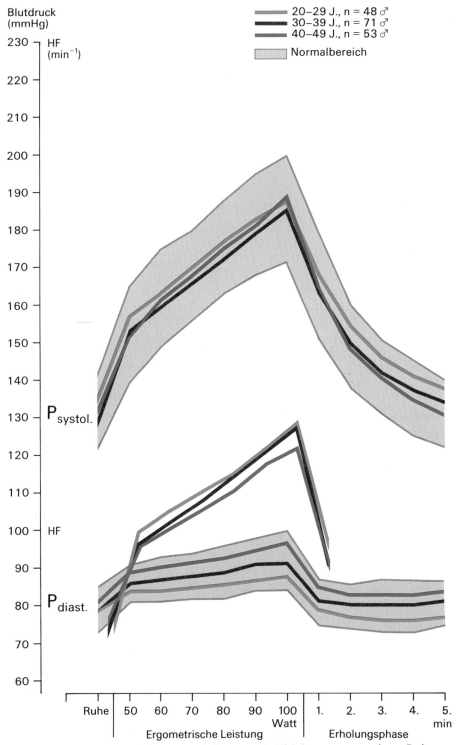

Abb. 2. Verhalten des systolischen (P_s) und diastolischen (P_d) Blutdrucks und der Herzfrequenz (HF) in Ruhe sowie während und nach Ergometrie bei 20–50jährigen normotensiven Patienten aufgeschlüsselt in die Dekaden 20–30, 30–40 und 40–50 Jahre

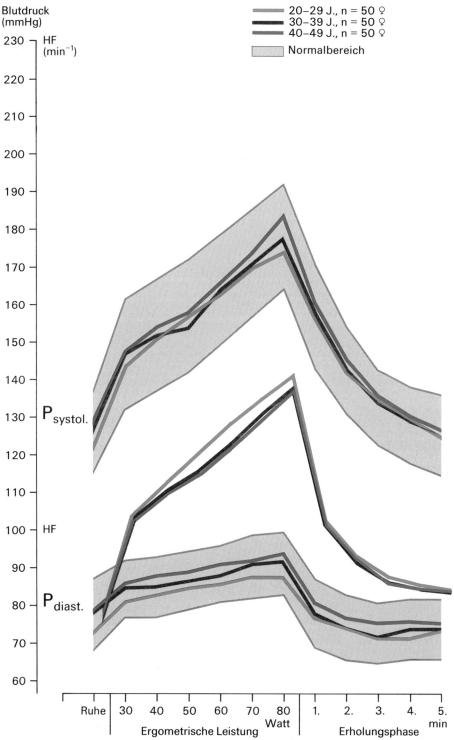

Abb. 3. Systolischer (P_s), diastolischer (P_d) Blutdruck und Herzfrequenz (HF) bei 20–50jährigen normotensiven Frauen in Ruhe, während und nach Ergometrie aufgeschlüsselt nach Dekaden 20–30, 30–40 und 40–50 Jahre

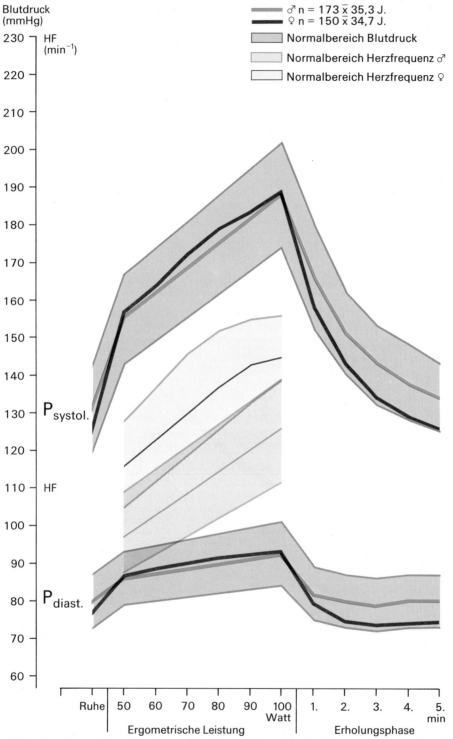

Abb. 4. Systolischer (P_s), diastolischer (P_d) Blutdruck und Herzfrequenzverhalten (HF) in Ruhe sowie während und nach Ergometrie vergleichend dargestellt für Männer und Frauen im Alter von 20–50 Jahren

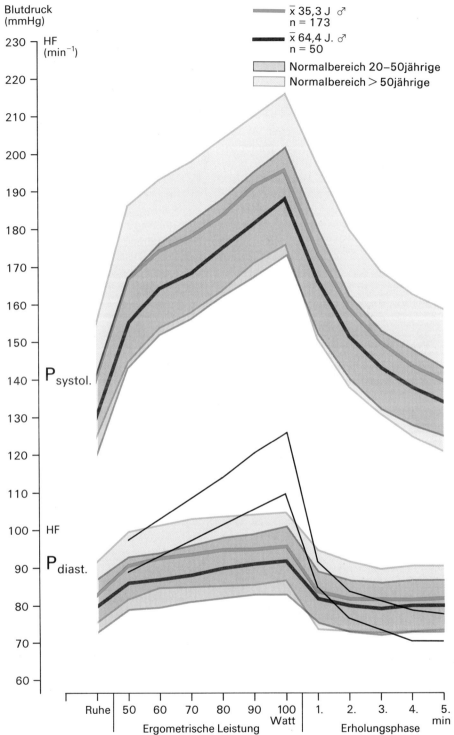

Abb. 5. Systolischer (P_s), diastolischer (P_d) Blutdruck und Herzfrequenzverhalten in Ruhe sowie während und nach Ergometrie vergleichend darge-stellt für normotensive Männer mit einem mittleren Alter von 35,3 Jahren bzw. 64,4 Jahren

Frauen bei signifikant höheren Herzfrequenzen erbracht.

Abb. 5 zeigt das Blutdruckverhalten von 50 gesunden normotensiven Männern im Alter von 55–80 Jahren im Vergleich zu 30 Jahre jüngeren Probanden. Entsprechend dem Blutdruckverhalten der jüngeren Männer steigt der systolische Blutdruck kontinuierlich von 166 mm Hg bei 50 Watt auf insgesamt 196 mm Hg bei 100 Watt an und liegt trotz niedrigerer Herzfrequenzen somit signifikant höher als bei den 40- bis 50jährigen Männern und weist somit einen deutlichen Alterseinfluß auf [48]. Der diastolische Blutdruck weist allerdings keinen signifikanten Unterschied zu den Werten der 40- bis 50jährigen Männer auf, wohl aber zu denen der 30- bis 40- bzw. 20- bis 30jährigen.

6. Welche oberen Grenzwerte des Blutdrucks ergeben sich während und nach Ergometrie?

Das Gesamtkollektiv der Frauen wies bei gleicher physikalischer Leistung in Watt den Männern entsprechende systolische und diastolische Blutdrücke auf. So betrug z. B. bei 80 Watt der Blutdruck der Frauen 179 ± 15/92 ± 9 mm Hg und der der Männer 175 ± 13/90 ± 8 mm Hg (Abb. 4). Allerdings wurden diese Blutdruckwerte bei signifikant (p < 0,05) unterschiedlichen Herzfrequenzen erbracht. So erreichten die Frauen bei 80 Watt mit 139 ± 13 min^{-1} zu 114 ± 14 min^{-1} der Männer um 22% höhere Herzfrequenzen. Dieser Unterschied ist nicht erstaunlich, denn 80 Watt bedeuten für die Frauen des hier untersuchten Kollektivs mit 1,32 Watt/kg KG eine im Vergleich zu den Männern mit 1,07 Watt/kg KG um 23% höhere ergometrische Leistung. Ein biologisch exakter Geschlechtervergleich muß deshalb bei relativ gleicher Leistung erfolgen. Vergleicht man z. B. das Blutdruckverhalten des Gesamtkollektivs der Frauen bei 50 Watt (116 Schläge/min) mit dem des männlichen Kollektivs bei 80 Watt (114 Schläge/min), so zeigt sich, daß

bei relativ gleicher Leistung und somit annähernd gleichen Herzfrequenzen die weiblichen Probanden niedrigere systolische und diastolische Blutdruckwerte entwickeln, was dem Verhalten vor und nach Ergometrie entspricht.

Für die praktische Handhabung der Normalwerte des Blutdrucks während Ergometrie ist es deshalb wichtig, daß man den oberen Grenzwert für Normotonie 20- bis 50jähriger Männer und Frauen von z. B. 200/100 mm Hg ($\bar{x} \pm 1$ s) nicht nur auf die Leistungsstufe von 100 Watt bezieht, sondern diesen in Beziehung zum Herzfrequenzverhalten (damit gleicher relativer Leistung) setzt. Das heißt, der obere Normwert von 200/100 mm Hg gilt für Herzfrequenzen von 125 ± 13 min^{-1} bei Männern und von 145 ± 10 min^{-1} bei Frauen. Für über 50jährige Männer müssen während und nach Ergometrie höhere, obere Grenzwerte des Blutdrucks verwendet werden. Für sie gilt bei 70 Watt (korrespondierende Herzfrequenz 97 ± 13 min^{-1}) ein Blutdruck von 200/105 mm Hg bzw. bei 100 Watt (korrespondierende Herzfrequenz 110 ± 17 min^{-1}) von 215/105 mm Hg als oberer Normwert.

Für die schnelle Bewertung des Blutdrucks in der täglichen Praxis können Abb. 6 (Frauen 20 bis 50 Jahre), Abb. 7 (Männer 20 bis 50 Jahre) und Abb. 8 (Männer über 50 Jahre) sowie die Tabelle 1 verwendet werden. Dabei trägt man die aktuell gemessenen systolischen und diastolischen Blutdrücke des Patienten in das Normogramm ein, wobei man als Bezugspunkte die auf der Abszisse aufgetragene Leistungsstufe von 50–100 Watt und/oder aber die jeweilige zur Zeit der Blutdruckmessung ermittelte Herzfrequenz wählt. Liegen die eingetragenen Werte oberhalb des für den systolischen und diastolischen Blutdrucks schraffierten Bereich (Mittelwert ± einfache Standardabweichung), so ist von einer pathologischen Blutdruckreaktion auszugehen. Bei der Bewertung, ob eine Hochdruckkrankheit vorliegt, sollte zusätzlich zur scharfen Trennung gefordert werden, daß der Blutdruck in der 5. Erholungsminute einen Wert von 140/90 mm Hg nicht erreicht bzw. unterschritten

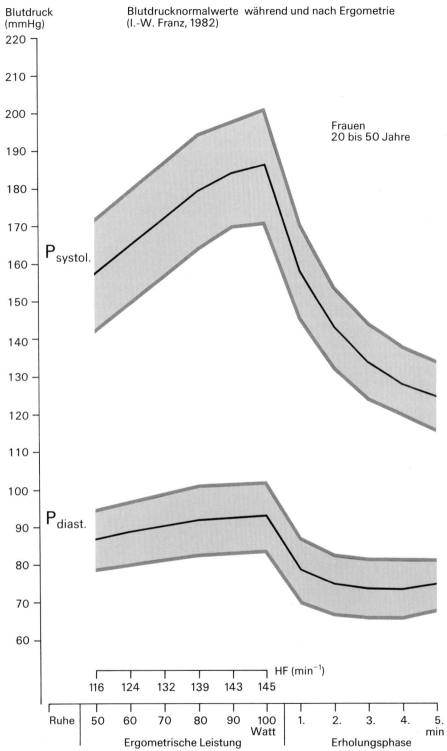

Abb. 6. Blutdrucknormalwerte während und nach Ergometrie für 20–50jährige Frauen. Dabei können zur Bewertung des normalen bzw. hypertensiven Blutdruckverhaltens die oberen Normalwerte des systolischen (P_s) und diastolischen (P_d) Blutdrucks bezogen werden auf die geleistete Wattstufe (50–100 Watt) oder auf die während der Ergometrie gemessene Herzschlagfrequenz (116–145 Schläge/min)

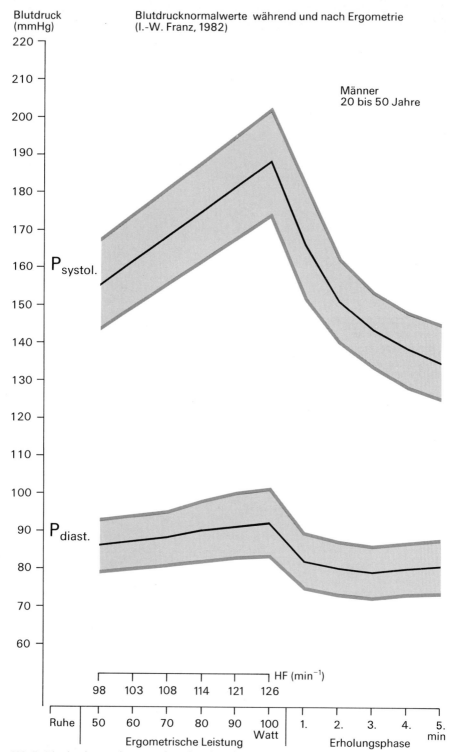

Abb. 7. Blutdrucknormalwerte während und nach Ergometrie für 20–50jährige Männer. Dabei können zur Bewertung des normalen bzw. hypertensiven Blutdruckverhaltens die oberen Normalwerte des systolischen (P_s) und diastolischen (P_d) Blutdrucks bezogen werden auf die geleistete Wattstufe (50–100 Watt) oder auf die während der Ergometrie gemessene Herzschlagfrequenz (98–126 Schläge/min)

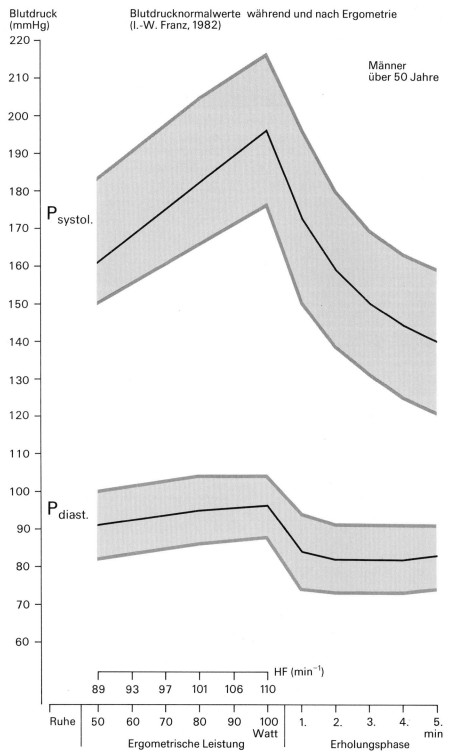

Abb. 8. Blutdrucknormalwerte während und nach Ergometrie für Männer über 50 Jahre. Dabei können zur Bewertung des normalen bzw. hypertensiven Blutdruckverhaltens die oberen Normalwerte des systolischen (P_s) und diastolischen (P_d) Blutdrucks bezogen werden auf die geleistete Wattstufe (50–100 Watt) oder auf die während der Ergometrie gemessene Herzschlagfrequenz (89–110 Schläge/min)

Tabelle 1. Systolischer (P_s), diastolischer (P_d) Blutdruck und Herzfrequenz (HF) 20- bis 50jähriger Männer und Frauen während Ergometrie ($+n = 50$). (Nach Franz [55])

$\bar{x} \pm S$ n = 323	Gesamtkollektiv Männer 20–50 Jahre, $\bar{x}$35,3 J. n = 173			Gesamtkollektiv Frauen 20–50 Jahre, $\bar{x}$34,7 J. n = 150		
Ergometrie	HF (min^{-1})	P_s (mm Hg)	P_d (mm Hg)	P_s (mm Hg)	P_d (mm Hg)	HF (min^{-1})
50 Watt	98,1 11,4	154,5 12,3	86,2 6,5	156,7 14,6	87,1 8,3	116,4 11,9
60 Watt	102,9 10,6	161,3 11,8	87,1 7,1	164,3 14,3	88,7 8,6	123,6 12,9
70 Watt	108,3 11,3	167,7 12,1	88,1 7,3	172,3 15	90,1 8,9	131,8 14,1
80 Watt	113,9 13,8	174,5 13,3	89,5 7,7	178,8 14,7	91,5 8,5	138,8 12,9
90 Watt	120,5 13,1	180,8 13,5	90,7 8,2	184,3[+] 14,3	91,2[+] 8,3	142,6[+] 12,3
100 Watt	126,3 13,4	187,7 14,1	91,9 8,8	185,5[+] 15	93,2[+] 7,3	144,6[+] 10,4

hat, obwohl aufgrund des Normalkollektivs besonders der Frauen die oberen Grenzwerte ($\bar{x} \pm 1$ s) in der Erholungsphase etwas niedriger liegen. Für die über 50jährigen Frauen liegen noch keine umfassenden Ergebnisse vor, und es sollten deshalb die oberen Grenzwerte der altersentsprechenden Männer verwendet werden.

Für die praktische Anwendung ist die Korrektur des Blutdrucks auf das Herzfrequenzverhalten aus zweierlei Sicht von großer Bedeutung. Zum einen ist es nicht gleich, ob ein Mann bzw. eine Frau mit einem Körpergewicht von 50 oder aber 80 kg die Leistung von 100 Watt erbringt, da in diesem Fall die relative Leistung sehr unterschiedlich ist. Zum anderen ist aber auch wichtig, daß durch die alleinige Beziehung des Blutdrucks auf eine konstante Leistungsstufe von z. B. 100 Watt sich ein technisch bedingter Meßfehler einschleichen kann. Wie neuere Untersuchungen [71] zeigen, stimmen die tatsächlich auf dem Ergometer erbrachten Leistungen in Watt nicht immer mit der angezeigten Wattzahl überein.

Bei geeichten Ergometern bietet sich als zuverlässige und reproduzierbare Größe auch

der Vergleich des Blutdruckverhaltens auf relativ gleicher Leistungsstufe von z. B. 1 Watt/kg KG an. Bei dem mittleren Körpergewicht der untersuchten 20- bis 50jährigen Frauen von 60,5 kg resultiert hieraus ein Blutdruck von $164 \pm 14/89 \pm 9$ mm Hg (oberer Grenzwert somit 178/98 mm Hg) bei 1 Watt/kg KG (also ca. 60 Watt) und einer Herzfrequenz von 124 ± 13 min^{-1}. Der entsprechende Wert bei 1 Watt/kg KG ($\bar{x}$74,9 kg) für die 20- bis 50jährigen Männer beträgt $171 \pm 13/89 \pm 8$ mm Hg bei einer Herzfrequenz von 111 ± 13 min^{-1} (oberer Grenzwert somit 184/97 mm Hg). Für die über 50jährigen Männer ergibt sich ein oberer Grenzwert von 204/104 ($184 \pm 20/90 \pm 9$) mm Hg bei einer Herzfrequenz von 101 ± 16 min^{-1}.

Die bisher in der Literatur fehlenden Normalwerte des Blutdrucks in der Erholungsphase nach Ergometrie sind aus zweierlei Sicht von großer praktischer Bedeutung. Zum einen kommt der Messung des Blutdrucks auch nach Ergometrie eine große diagnostische Trennschärfe zwischen Normotension und Hypertension zu [37, 55]. So ist ein normales Blutdruckverhalten 20- bis 50jähriger [54] dadurch gekennzeichnet, daß der Blutdruck spätestens am Ende der 5. Erholungsminute die obere normotensive Grenze für den Ruheblutdruck von 140/90 mm Hg erreicht bzw. unterschreitet (150/90 mm Hg bei > 50jährigen). Zum anderen kann die manchmal für den Unerfahrenen technisch schwierige diastolische Blutdruckmessung während Ergometrie durch die Ruheblutdruckerhebung in der Erholungsphase überprüft werden [37, 55].

Die hier diskutierten oberen Normwerte für den Blutdruck während und nach Ergometrie beziehen sich auf den Mittelwert plus einfacher Standardabweichung des Gesamtkollektivs 20- bis 50jähriger Frauen und Männer und sollten für die alltägliche Blutdruckbeurteilung einheitlich für die 3 Lebensdekaden angewendet werden. Dies gilt, obwohl sich z. T. signifikant unterschiedliche diastolische Blutdrücke in Abhängigkeit vom Alter ergeben. Die praktische Arbeit wird jedoch durch dieses Vorgehen erleichtert und der diagnostische Wert der Untersuchung nicht eingeschränkt. Hierfür spricht auch die gute Übereinstimmung mit den Normalwerten anderer Autoren [2, 4, 62, 72, 81].

Die hier vorgestellten Normalwerte des Blutdrucks wurden während einer Fahrradergometrie in halbsitzender Position gewonnen. Aufgrund der von Bevegård et al. [12] mit invasiver Methodik durchgeführten Untersuchung über den Einfluß der Körperposition auf die Kreislauffunktion während Ergometrie kann gefolgert werden, daß sich bezüglich des Blutdruckverhaltens keine wesentlichen Unterschiede zwischen der halbsitzenden, sitzenden und liegenden Position ergeben.

Beim Vergleich von Sitzend- und Liegendergometrie fanden die Autoren trotz signifikant unterschiedlicher Schlagvolumina einen übereinstimmenden systolischen und diastolischen Blutdruck. Dieses Ergebnis wurde auch von Poliner et al. bestätigt [120].

7. Sind die Blutdruckwerte während und nach Ergometrie reproduzierbar?

Die Güte einer diagnostischen Methode wird wesentlich von der Reproduzierbarkeit der Ergebnisse bestimmt, so daß es wichtig ist, der Frage nachzugehen, ob durch eine Zweitanwendung des Tests Adaptationsphänomene des Blutdrucks und des Herzfrequenzverhaltens auftreten und ob außerdem tageszeitlich bedingte Schwankungen des Blutdrucks die Ergebnisse beeinflussen. Abb. 9 zeigt das Blutdruckverhalten von 20 männlichen Hochdruckkranken [56] mit nur einer geringen Blutdruckerhöhung unter Ruhebedingungen, die 3mal an einem arbeitsfreien Sonnabend in der Zeit von 8.00–10.00, 10.00–12.00 und 16.00–18.00 Uhr unter sonst identischen Bedingungen ergometrisch untersucht wurden. Die 3malige Blutdruckmessung während Ergometrie ergab oberhalb einer Leistung von 1 Watt/kg KG (oberhalb von 70 Watt) eine sehr gute Übereinstimmung der Ergebnisse mit im Mittel 203/116 mm Hg bei der ersten (8.00 Uhr), 200/114 mm Hg bei der zweiten (10.00 Uhr) und 203/113 mm Hg bei der dritten (16.00 Uhr) Untersuchung, obwohl der Ruheblutdruck z. T. signifikant unterschiedlich ausfiel.

Von größter praktischer Bedeutung dürfte es sein, daß auch Patienten mit labiler und (oder) grenzwertiger Hypertonie trotz unterschiedlicher Meßwerte anläßlich verschiedener „standardisierter Ruhemessungen" im Leistungsbereich von 80–100 Watt eine sehr gute Reproduzierbarkeit des systolischen und diastolischen Blutdrucks aufwiesen. Dabei ließen sich diese Hochdruckkranken anhand des Blutdruckverhaltens während und nach Ergometrie stets und ohne Ausnahme sicher dem hypertensiven Blutdruckbereich zuordnen, was anhand der Ruhemessung nicht oder nur begrenzt möglich war.

Eine Überprüfung des Blutdruckverhaltens während einer standardisierten Ergometrie von 50–100 Watt und bis zur 5. Minute danach ist somit bezüglich der diagnostischen Treffsicherheit zur Identifizierung von Hoch-

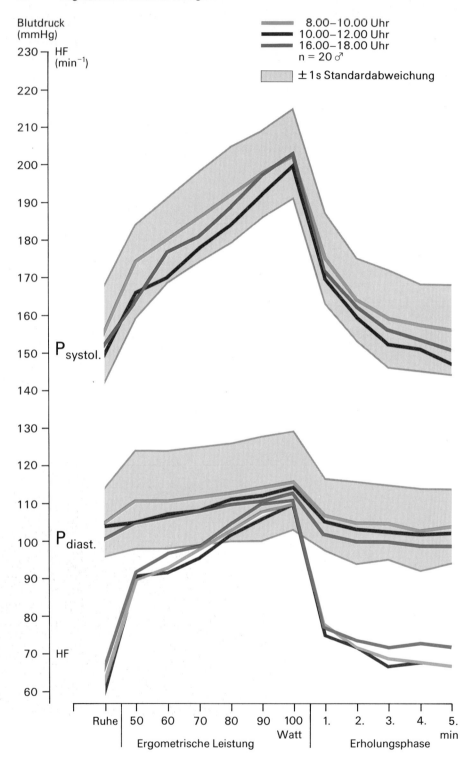

druckkranken der Ruhedruckmessung deutlich überlegen, wie besonders durch Untersuchungen an Grenzwerthypertonikern gezeigt werden konnte [16, 37, 55, 57].

8. Erleichtert die Ergometrie die Beurteilung der Grenzwerthypertonie?

Die Beurteilung der Grenzwerthypertonie ist in der Praxis oft schwierig, und häufig bestehen Zweifel an der pathologischen Bedeutung und Behandlungsbedürftigkeit der Grenzwerthypertonie und der labilen juvenilen Hypertonie. Bei dem üblicherweise fehlenden Beschwerdebild besonders jugendlicher Patienten wird der erhöht gemessene Blutdruck als Aufregungsblutdruck bagatellisiert [68]. Auf der anderen Seite ist bekannt [66], daß bei Grenzwerthypertonikern eine spontane Normalisierung des Blutdrucks auftreten kann. Nach Linss u. Böthig [89] besteht unter Ruhebedingungen nur eine geringe Treffsicherheit bezüglich der Voraussage, welcher Grenzwerthypertoniker in eine Hypertonie übergehen oder eine spontane Blutdrucknormalisierung zeigen wird.

Das besondere Dilemma bei der Beurteilung der Grenzwerthypertonie liegt somit zum einen darin, daß man nicht sicher voraussagen kann, ob sich im Laufe der Jahre die Grenzwerthypertonie in Richtung Normotension oder Hypertension entwickeln wird. Zum anderen aber auch, daß aufgrund der schon einleitend dargestellten außerordentlichen Variabilität des Ruheblutdrucks eine zuverlässige Früherkennung durch Messung unter Ruhebedingungen nur schwer zu erreichen ist.

Deshalb wurden bereits in den Jahren 1975 und 1976 52 Grenzwerthypertoniker und später 98 weitere ergometrisch untersucht [37, 55], um die Frage zu beantworten: Wird durch die Beurteilung des Blutdrucks während und nach Ergometrie ein Parameter meßbar, der für die Früherkennung der arteriellen Hypertonie von Bedeutung ist? Zur Beantwortung dieser Frage mußte neben der Erstellung der Normalwerte das Blutdruckverhalten von Hochdruckkranken mit stabiler Hypertonie und unterschiedlichen Schweregrads während und nach Ergometrie untersucht werden. Abb. 10 enthält deshalb das Blutdruckverhalten von 132 Hochdruckkranken mit einer milden Hypertonie unter Ruhebedingungen von 152/98 mm Hg sowie von 72 Hochdruckkranken mit einem Ruheblutdruck von 173/113 mm Hg im Vergleich zu 173 normotensiven Probanden gleichen Alters. Vergleicht man nun das Blutdruckverhalten der zwei Hochdruckkollektive mit denen der Normotoniker, so ist offenkundig, daß sich die systolischen und diastolischen Blutdrücke während und nach Ergometrie hochsignifikant unterscheiden. So steigt der Blutdruck des milden Hochdruckkollektivs systolisch auf 213 mm Hg bei 100 Watt an und liegt somit deutlich über dem oberen Grenzwert von 200 mm Hg. Besonders erwähnenswert ist jedoch das Verhalten des diastolischen Blutdrucks während und nach Ergometrie. Schon zwischen Ruhe und erster Leistungsstufe kommt es zu einem Anstieg des diastolischen Blutdrucks um 10 mm Hg auf 108 mm Hg und dann im weiteren Verlauf auf 116 mm Hg bei 100 Watt, so daß der hier geltende obere Grenzwert von 100 mm Hg schon bei dieser milden Hochdruckform um

◁─────────────────────────────────────

Abb. 9. Systolischer (P_s), diastolischer (P_d) Blutdruck und Herzfrequenzverhalten (HF) bei 20 Patienten mit milder Hochdruckerkrankung in Ruhe sowie während und nach Ergometrie. Dabei zeigen die Kurven die jeweiligen Mittelwerte des systolischen und diastolischen Blutdrucks anläßlich dreier Untersuchungen an einem arbeitsfreien Sonnabend in der Zeit zwischen 8.00 und 10.00, 10.00 und 12.00 und 16.00–18.00 Uhr. Dabei ergab sich

kein statistisch signifikanter Unterschied für den systolischen und diastolischen Blutdruck anläßlich der drei Messungen während und nach Ergometrie bei signifikant unterschiedlichem Ruheblutdruckverhalten. Darüberhinaus ist die einfache Standardabweichung für den systolischen und diastolischen Blutdruck anläßlich der ersten Untersuchung in der Zeit von 8.00–10.00 Uhr aufgetragen

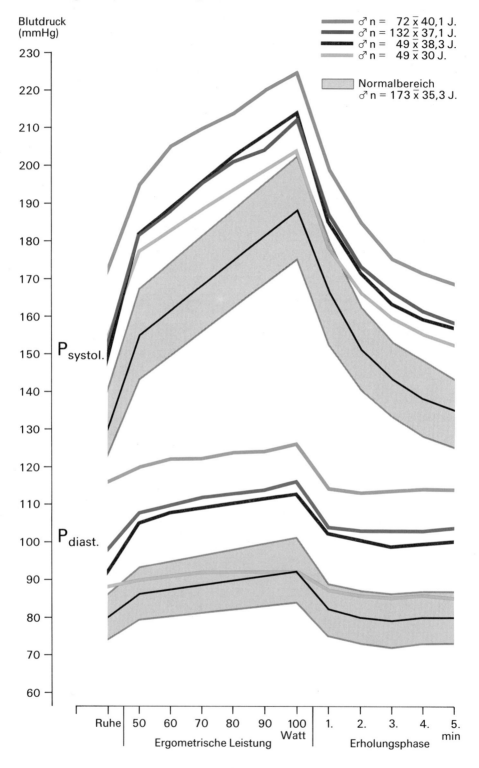

Blutdruck (mmHg)

♂ n =   72 x̄ 40,1 J.
♂ n = 132 x̄ 37,1 J.
♂ n =   49 x̄ 38,3 J.
♂ n =   49 x̄ 30 J.

Normalbereich
♂ n = 173 x̄ 35,3 J.

P_systol.

P_diast.

Ruhe | 50   60   70   80   90   100 Watt | 1.   2.   3.   4.   5. min

Ergometrische Leistung | Erholungsphase

insgesamt 16 mm Hg überschritten wird. Besonders bemerkenswert ist auch das Verhalten des Blutdrucks in der Erholungsphase. So kommt es nicht zu einer Normalisierung des Blutdrucks. In der 5. Erholungsminute beträgt der Blutdruck noch 158/104 mm Hg und liegt somit ebenfalls deutlich über dem für Normotension geforderten oberen Grenzwert von 140/90 mm Hg.

Somit läßt sich schon die milde Hochdruckform eindeutig aufgrund des systolischen und vor allen Dingen diastolischen Blutdruckverhaltens während und nach Ergometrie von einem normotensiven Kollektiv unterscheiden. Dementsprechend fällt die Abgrenzung zwischen dem normotensiven Kollektiv und dem Hochdruckkollektiv mit einem Ruheblutdruck von 172/113 mm Hg noch deutlicher aus. So findet sich nun bei 100 Watt ein Blutdruck von 225/126 mm Hg, der somit auch signifikant höher liegt im Vergleich zur milden Hochdruckform. Auch hier findet sich in der Erholungsphase wieder das typische Blutdruckverhalten, indem es nicht zu einer Blutdrucknormalisierung in der Erholungsphase kommt. Noch in der 5. Erholungsminute ist der systolische und diastolische Blutdruck mit 173/114 mm Hg eindeutig hypertensiv. Abb. 11 zeigt darüber hinaus, daß bei gleichem Ruheausgangsblutdruck ältere Hochdruckkranke im Vergleich zu 20 Jahre jüngeren Patienten signifikant höhere systolische Belastungsblutdrücke aufweisen [48].

Aus dem Ergebnis läßt sich somit folgern, daß das Blutdruckverhalten von Hypertonikern während Ergometrie durch ein typisches hämodynamisches Verhalten charakterisiert ist. So kommt es je nach Schweregrad der arteriellen Hypertonie und Alter des Patienten zu deutlich überschießenden systolischen Blutdruckanstiegen, die auch in der Erholungsphase nach Ergometrie nachweisbar sind. Besonders typisch für das Blutdruckverhalten Hochdruckkranker sind jedoch die überschießenden und ausgeprägten Anstiege des diastolischen Blutdrucks während Ergometrie, die Ausdruck der reduzierten Arteriolenweitstellung während dynamischer Belastung und somit als Charakteristikum der Hochdruckkrankheit zu werten sind. Dabei ist es aus diagnostischer Sicht besonders erwähnenswert, daß dieses Verhalten auch eindeutig in der Erholungsphase danach nachweisbar wird und für die Diagnose Hypertension bzw. Normotension von klinischer Bedeutung ist.

Wie ordnet sich nun das Verhalten von Grenzwerthypertonikern in dieses so unterschiedliche Blutdruckverhalten von Hypertensiven und Normotensiven ein? Hämodynamische Studien ergaben, daß die Grenzwerthypertonie mit unterschiedlichen pathophysiologischen Veränderungen [32, 75, 134] einhergeht und es sich somit um ein heterogenes Kollektiv handelt. So findet sich bei einigen Patienten lediglich eine Hyperzirkulation, wogegen andere einen erhöhten peripheren Widerstand aufweisen, der für die arterielle Hypertonie charakteristisch ist.

So war es dann auch nicht überraschend, daß sich die Grenzwerthypertoniker während Ergometrie in zwei unterschiedliche hämodynamische Reaktionstypen trennen ließen. Wie in Abb. 10 dargestellt, zeigten 50% der Grenzwerthypertoniker ein Blutdruckverhalten während und nach Ergometrie, das sich von dem des Normalkollektivs nicht unterschied. Diese als belastungsnegativ bezeichneten

---

Abb. 10. Systolischer (P_s) und diastolischer (P_d) Blutdruck in Ruhe sowie während und nach Ergometrie. Es zeigt sich, daß die belastungspositiven Grenzwerthypertoniker (mittleres Alter 38,3 Jahre) sich sowohl systolisch als auch diastolisch nicht vom Blutdruckverhalten der milden Hochdruckform (mittleres Alter 37,1 Jahre) unterscheiden und somit eindeutig zum hypertensiven Bereich zuzuordnen sind. Demgegenüber zeigen die belastungs- negativen Grenzwerthypertoniker (mittleres Alter 30 Jahre) ein im diastolischen Blutdruck völlig normales Blutdruckverhalten bei grenzwertigen systolischen Belastungsdrücken. Darüber hinaus ist das Blutdruckverhalten von 72 Hochdruckkranken mit stabiler Hochdruckkrankheit (mittleres Alter 40,1 Jahre) dargestellt. Es zeigt sich, daß bei im Mittel höheren Ruhewerten auch höhere Belastungsdrücke systolisch und diastolisch resultieren

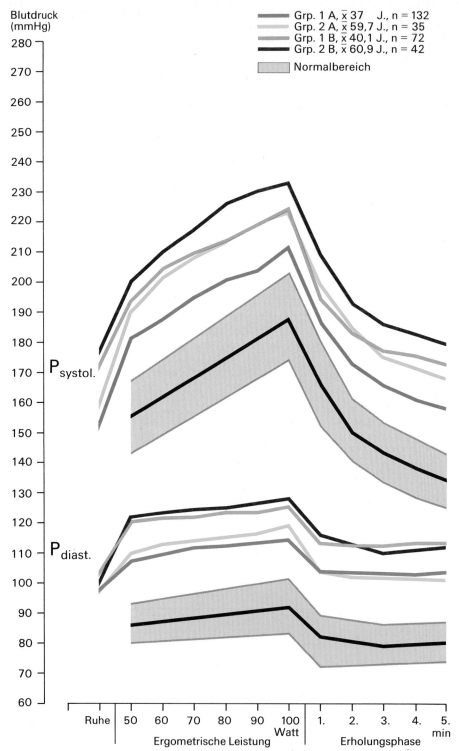

Abb. 11. Systolischer (P$_s$) und diastolischer (P$_d$) Blutdruck in Ruhe sowie während und nach Ergometrie von jüngeren und älteren Hochdruckkranken mit milder Blutdruckerhöhung (Gruppe 1 A, Gruppe 2 A) im Vergleich zu jüngeren und älteren Hochdruckkranken mit stabiler Hypertonie (Grup-pe 1 B und 2 B). Es zeigt sich, daß die im Mittel 20 Jahre älteren Hochdruckkranken bei annähernd gleichem Ruheausgangsdruck höhere systolische Blutdrücke während und nach Ergometrie aufweisen

Grenzwerthypertoniker zeigten in typischer Weise keinen Anstieg des diastolischen Blutdrucks während der Ergometrie und einen schnellen Abfall des diastolischen Blutdrucks schon in der 1. Minute nach Ergometrie in den normotensiven Bereich mit 87 mm Hg. Demgegenüber zeigte die andere Hälfte der Grenzwerthypertoniker ein Blutdruckverhalten, welches sich von dem des milden Hochdruckkollektivs nicht unterschied. So stieg der diastolische Blutdruck von 92 mm Hg unter Liegendbedingungen schon auf der 1. Leistungsstufe von 50 Watt um 13 mm Hg auf 105 mm Hg an, bei einem Wert von 113 mm Hg bei 100 Watt. Auch in der Erholungsphase danach kam es nicht zu einer Blutdrucknormalisierung. Noch in der 5. Erholungsminute war der diastolische Blutdruck mit 100 mm Hg deutlich höher als der Ausgangsdruck vor Ergometrie und somit sicher im hypertensiven Bereich. Auch das Verhalten des systolischen Blutdrucks während und nach Ergometrie unterschied sich nicht signifikant von dem des milden Hochdruckkollektivs.

In diesem Zusammenhang sei noch einmal an die Untersuchungen von Julius et al. [75] erinnert, die ein verändertes Verhalten des totalen peripheren Gefäßwiderstands während der Ergometrie beschrieben. Die Autoren fanden, daß kein dem Anstieg des Herzzeitvolumens adäquater Abfall des peripheren Strömungswiderstands der Arteriolen nachweisbar war. Aus einem derartig veränderten hämodynamischen Verhalten müssen im Gegensatz zu Normalpersonen bei einem ansteigenden Herzzeitvolumen während Ergometrie nicht nur höhere systolische – wie hier dargestellt – sondern vor allen Dingen auch deutlich erhöhte diastolische Blutdruckwerte resultieren, wie sie für Hochdruckkranke obligat sind. Bei den in 2 Studien insgesamt untersuchten 150 Grenzwerthypertonikern [37, 55] zeigte sich nun, daß ungefähr die Hälfte dieser Patienten mit diastolischen Blutdruckanstiegen während und nach Ergometrie reagierten, die sich nicht von denen der Hochdruckkranken unterschieden. Bedenkt man, daß die Erhöhung des totalen peripheren Gefäßwiderstands in Ruhe und während Ergometrie als die charakterisierende Größe der arteriellen Hypertonie angesehen werden kann [32, 75, 94, 134] und bei der Messung des Blutdrucks als erhöhter diastolischer Blutdruck imponiert, so kann kein Zweifel daran bestehen, daß bei einem wesentlichen Teil der Grenzwerthypertoniker – als „belastungspositiv" eingestuft – durch eine ergometrische Untersuchung die Frühdiagnose arterielle Hypertonie gestellt werden kann.

Nachuntersuchungen solcher als „belastungspositiv" eingestufter Grenzwerthypertoniker nach 4 Jahren ergaben, daß bis auf eine einzige Ausnahme die „belastungspositiven" Grenzwerthypertoniker jetzt auch unter Ruhebedingungen mit im Mittel 156/103 mm Hg eine stabile Hypertonie entwickelt hatten, wobei auch der systolische und diastolische Belastungsblutdruck auf allen Leistungsstufen im Vergleich zur Erstuntersuchung höher ausfiel. Somit war bei diesen Grenzwerthypertonikern in 96% der Fälle 4 Jahre vor der endgültigen Manifestation des Hochdrucks die Frühdiagnose „arterielle Hypertonie" gestellt worden. Demgegenüber ließen sich noch 69% der „belastungsnegativen" Grenzwerthypertoniker trotz grenzwertiger Blutdrücke unter Ruhebedingungen während Ergometrie weiterhin sicher dem normotensiven Bereich zuordnen.

Bei den als „belastungsnegativ" eingestuften Grenzwerthypertonikern handelte es sich zum größten Teil um jene Personen, die aufgrund starker emotionaler Einflüsse unter Ruhebedingungen einen Anstieg des totalen peripheren Widerstands und somit einen Anstieg des systolischen und diastolischen Blutdrucks entwickeln. Während der Fahrradergometrie kommt es jedoch bei intakter Vasodilatation zu einem starken Abfall des totalen peripheren Widerstands und somit nicht zu einem Anstieg des diastolischen Blutdrucks bzw. sogar zu einer Normalisierung des diastolischen Blutdrucks nach der Ergometrie.

Zur Trennung der Grenzwerthypertoniker in „belastungspositive" und „belastungsnegative" wurde als Grenze zwischen oberem Normbereich und pathologischer Blutdruckerhöhung ein Blutdruck von 200/100 mm Hg bei 100 Watt und entsprechenden Herzfrequenzen angesehen. Daß jede Abgrenzung zwischen physiologischen und pathophysiologischen Parametern eine gewisse Willkür in sich birgt, gilt auch in diesem Falle. Die hier vorgelegten Ergebnisse sprechen jedoch in mehrfacher Hinsicht dafür, daß der Grenzwert von 200/100 mm Hg bei 100 Watt eine zuverlässige Trennung in normotensives und pathologisches Blutdruckverhalten ermöglicht. Zum einen überschritt kein einziger der normotensiven Vergleichspersonen diesen Wert von 200/100 mm Hg bei 100 Watt. Zum anderen wiesen die zwei untersuchten Kollektive „belastungspositiver" Grenzwerthypertoniker [37, 55] mit 216/112 mm Hg bzw. 211/115 mm Hg bei 100 Watt deutlich höhere Werte auf. Darüber hinaus lag der diastolische Blutdruckwert beider „belastungsnegativer" Grenzwerthypertonikergruppen mit 92 bzw. 90 mm Hg signifikant unterhalb des oberen Grenzwerts von 100 mm Hg.

Ein Vergleich mit dem von Krönig et al. [85] intravasal bei 30 Normalpersonen im Alter von 46 Jahren für 75 Watt ermittelten Grenzwert ($\bar{x} \pm 1$ s) von 184/94 mm Hg zeigt zudem, daß eine gute Übereinstimmung zwischen invasiven Daten und dem indirekt ermittelten Blutdruck von 180/95 mm Hg ($\bar{x} \pm 1$ s) des hier untersuchten männlichen Kollektivs bei 70 Watt besteht.

Der systolische Blutdruck von 200 mm Hg wurde allerdings z. T. von den „belastungsnegativen" Grenzwerthypertonikern überschritten, was jedoch die Abgrenzung dieser Probanden von Hochdruckkranken anhand des eindeutigen diastolischen Blutdruckverhaltens während und nach Ergometrie nicht erschwerte. Besonders bei grenzwertigem Blutdruckverhalten während Ergometrie kommt deshalb auch der Bewertung des Blutdrucks in der Erholungsphase eine große Bedeutung zu. Wie Abb. 10 deutlich zeigt, ist eine scharfe Trennung in „belastungspositive" und „belastungsnegative" Grenzwerthypertoniker gera-

de auch in der Erholungsphase möglich. Deshalb wurde auch gefordert, daß der diastolische Blutdruck der „belastungsnegativen" Grenzwerthypertoniker in der 5. Erholungsminute den Wert von 140/90 mm Hg erreicht bzw. unterschritten hatte.

Eine sichere Voraussage über den späteren Verlauf einer Grenzwerthypertonie ist aus präventiv-medizinischer und prognostischer Sicht von großer klinischer Bedeutung. Eine erfolgreiche Prävention des Hochdrucks würde sich auf Dauer nur dadurch erreichen lassen, daß die genetische Hochdruckbelastung möglichst frühzeitig erkannt wird. Dabei ist für die Grenzwerthypertonie von besonderer Bedeutung, daß die genetische Information durch Umweltfaktoren, wie erhöhte Salzzufuhr, Überernährung, Bewegungsmangel und psychosoziale Bedingungen im Sinne einer Hochdruckentwicklung manifest wird [10, 66, 76].

Durch ein frühzeitiges Einschätzen der Hochdruckgefährdung ließen sich jedoch gezielte und individuell ausgerichtete präventive Maßnahmen durchführen. Eine erfolgreiche, frühzeitige Intervention wäre auch deshalb wichtig, da Grenzwerthypertoniker insgesamt eine deutliche Erhöhung der Morbiditäts- und Mortalitätsrate an kardiovaskulären Erkrankungen aufweisen [79, 88].

Bezüglich der prognostischen Wertigkeit einer ergometrischen Differenzierung in „belastungspositive" und „belastungsnegative" Grenzwerthypertoniker ergaben die Untersuchungen von Briedigkeit et al. [16] an Kindern und Jugendlichen einen wichtigen Befund. Bei der Analyse der Familienanamnese der jugendlichen Grenzwerthypertoniker fand sich, daß 35% (davon 13% tödlich) der Eltern belastungspositiver Kinder und sogar 87,5% (32,5% tödlich) der Großeltern an Herz-Kreislauf-Leiden erkrankt waren. Die „belastungsnegativen" Jugendlichen unterschieden sich bezüglich der Familienanamnese nicht signifikant von den normotensiven Kindern mit 10 bzw. 15% Erkrankungen bei den Eltern und 30 bzw. 23% bei den Großeltern [16].

9. Gibt es weitere Studien, die dafür sprechen, daß überhöhte Belastungsblutdrücke einen guten Indikator für die spätere Entwicklung einer Hypertonie darstellen?

Es wurde bisher aufgezeigt und argumentiert, daß für Hochdruckkranke der Anstieg des diastolischen Blutdrucks während Ergometrie typisch ist. Hierfür sprechen auch die von Lund-Johansen durchgeführten invasiven Messungen der Hämodynamik 17- bis 29jähriger Hochdruckkranker mit milder Hypertonie [94]. Im Verlauf von 10 Jahren fand sich bei nahezu unverändertem Ruheblutdruck als deutlichste Veränderung die Zunahme des totalen peripheren Widerstands bzw. des diastolischen Blutdruckanstiegs während Ergometrie.

Zwei weitere Studien weisen darauf hin, daß pathologisch überhöhte Belastungsblutdrücke höchstwahrscheinlich einen guten Indikator für die spätere Entwicklung einer Hypertonie darstellen. Briedigkeit [17] überwachte 115 Grenzwerthypertoniker im Altersdurchschnitt von 11,3 Jahren und eine altersentsprechende Kontrollgruppe über 5 Jahre. Aus der Gruppe der Grenzwerthypertoniker wurden unter Ruhebedingungen 46,1% normoton, 43,5% wiesen weiterhin eine Borderline-Hypertension auf und 10,4% entwickelten eine Hypertonie. In der Gruppe mit persistierender Blutdruckerhöhung überwogen hochsignifikant die Kinder mit einer Belastungshypertension anläßlich der Erstuntersuchung. Das heißt, bei 82,3% der Kinder, die nach Abschluß der Studie nach 5 Jahren eine Blutdruckerhöhung aufwiesen, wurden anläßlich der Erstuntersuchung überhöhte Belastungsblutdrücke gemessen. Demgegenüber hatten 84,9% der Kinder, die nach Abschluß der Studie ein normales Blutdruckverhalten zeigten, auch bei der Erstuntersuchung während Ergometrie normale Blutdrücke aufgewiesen.

Wilson et al. [151] berichteten 1979 über 3040 Männer und 388 Frauen, die über 30 Monate beobachtet wurden. Die Gefahr einer Hypertonie zu entwickeln war bei den Probanden mit pathologischen Arbeitsblutdrücken 2,3mal größer als bei unauffälligem Blutdruckverhalten.

Zusammenfassend läßt sich sagen, daß mit der Ergometrie ein Untersuchungsverfahren zur Verfügung steht, welches die Beurteilung der Grenzwerthypertonie und die Indikation zur medikamentösen Therapie wesentlich erleichtert. Letzteres gilt besonders für jene Grenzwerthypertoniker, die deutlich überschießende Blutdruckanstiege schon im niedrigen Leistungsbereich aufweisen, was später noch zu besprechen sein wird.

10. Sollen auch Patienten mit stabiler, diagnostisch gesicherter Hochdruckform ergometrisch untersucht werden?

Bisher wurde versucht darzustellen, daß eine ergometrische Überprüfung des Blutdruckverhaltens während Ergometrie die Zuordnung eines Patienten zum hypertensiven bzw. normotensiven Bereich wesentlich erleichtern kann. Es stellt sich jedoch die Frage, ob bei Hochdruckkranken neben dieser diagnostischen Aussage noch weitere wesentliche Informationen durch eine ergometrische Untersuchung gewonnen werden. Bedenkt man, daß die arterielle Hypertonie als der wesentlichste Risikofaktor für die Entstehung der koronaren Herzkrankheit angesehen werden muß, so ist es zum einen von großer praktischer Bedeutung, Hochdruckkranke dahingehend zu untersuchen, ob sie bereits diese für die spätere Prognose des Patienten wichtige Folgeerkrankung der Hypertonie aufweisen. Hierzu ist, wie noch später ausführlich zu besprechen sein wird, die Anfertigung eines Elektrokardiogramms während ergometrischer Leistung als nichtinvasive Untersuchungsmethode besonders geeignet.

Bezüglich der zu erwartenden Folgeerkrankungen der Hochdruckkrankheit ergibt sich zum anderen die wichtige Frage, durch welchen Parameter das Ausmaß der kardiovaskulären Folgeerkrankungen bestimmt wird. Ist hierfür allein der Blutdruck unter sog. Ruhebedingungen, den wir durch die übliche Ruheblutdruckmessung erfassen, verantwortlich, oder kommt den Blutdruckanstiegen im Verlauf alltäglicher körperlicher und emotionaler Belastungen, also dem Belastungsblutdruck, eine besondere Bedeutung zu? Und ist es vielleicht möglich, die Belastungsreaktionen des Blutdrucks im Alltag durch eine ergometrische Blutdruckkontrolle besser abzuschätzen und kommt hierdurch möglicherweise der ergometrischen Überprüfung des Blutdruckverhaltens bei Hochdruckkranken auch eine prognostische Bedeutung zu?

11. Was ist eigentlich ein Belastungsblutdruck?

Bevor auf die prognostische Bedeutung einer ergometrischen Untersuchung bei Hochdruckkranken eingegangen wird, soll zunächst der Belastungsblutdruck näher definiert und beschrieben werden. Unter Belastungsblutdrücken sind Blutdruckanstiege zu verstehen, die durch physischen und psychischen Streß hervorgerufen werden und bei Normalpersonen und Hochdruckkranken, wenn auch in unterschiedlichem Ausmaß, nachweisbar sind. Die durch körperliche Belastungen induzierten Blutdruckanstiege können sehr unterschiedlich ausfallen, je nachdem, ob es sich um überwiegend dynamische oder aber isometrische Bewegungsabläufe handelt. Anhand von Untersuchungen von Zerzawy [155] sei dieser Unterschied kurz aufgezeigt. Bei einem normalen Langlauf oder beim Skilanglauf – als Beispiele für einen überwiegend dynamischen Bewegungsablauf (Faserverkürzung ohne wesentliche Kraftentwicklung) – wird der deutliche Herzfrequenzanstieg nur von einem Anstieg des systolischen Blutdrucks, bei annähernd gleichbleibendem diastolischen Blutdruck, begleitet. Demgegenüber kommt es während isometrischen

Kontraktionen (große Kraftentwicklung), wie z. B. Verharren in der Skihocke, Heben eines Gewichts, zu deutlichen Anstiegen des systolischen und vor allem auch des diastolischen Blutdrucks. Zerzawy [154] untersuchte ein Kollektiv von Normotonikern mit einem Ruheblutdruck von 135/75 mm Hg und ein Hochdruckkollektiv mit einem Liegenddruck von 180/100 mm Hg während einer isometrischen Kontraktion, bei der die Patienten eine 4 kg schwere Hantel anheben mußten. Trotz dieser als doch insgesamt klein anzusehenden körperlichen Belastung kam es auch bei Normotonikern zu deutlichen Anstiegen des systolischen und vor allem auch des diastolischen Blutdrucks auf im Mittel 185/115 mm Hg. Wichtig ist jedoch festzustellen, daß die Hochdruckkranken dieser Untersuchung bei gleicher insgesamt geringer Belastung exzessive Blutdruckanstiege auf 240/145 mm Hg aufwiesen. Der bei dieser isometrischen Belastung erreichte Frequenzanstieg betrug 125–135 Schläge/min. Wählt man eine ergometrische Leistungsstufe so aus, daß entsprechende Herzfrequenzen von 125–135 Schlägen/min erreicht werden, so ist das Blutdruckverhalten in diesem submaximalen Bereich als Beispiel für eine dynamische Belastung bei Normotensiven und Hypertensiven wesentlich geringer im Vergleich zum Anheben einer 4 kg schweren Hantel. So stiegen bei Normotonikern nur der systolische Blutdruck auf insgesamt 155 mm Hg an, wogegen der diastolische Blutdruck mit 80 mm Hg nur einen minimalen Anstieg aufwies. Die Hochdruckkranken zeigten, wie nicht anders zu erwarten, einen Anstieg des systolischen und diastolischen Blutdrucks auf 205/115 mm Hg. Im Vergleich zum Blutdruck von 240/145 mm Hg bei der isometrischen Belastung werden somit bei gleichen Herzfrequenzen während einer dynamischen Belastung sowohl niedrigere systolische als vor allem auch diastolische Blutdrücke erreicht.

12. Wie ist das Blutdruckverhalten bei Alltagsbelastungen?

Untersuchungen von Bachmann et al. [8] weisen darauf hin, daß Hochdruckkranke schon bei kleinsten alltäglichen körperlichen Belastungen exzessive Blutdruckanstiege aufweisen können. So beschrieben sie das Verhalten von 20 Hochdruckkranken, deren mittlerer Stehdruck von 163/103 mm Hg schon beim Spazierengehen auf 214/112 mm Hg und beim Treppensteigen in den 4. Stock sogar auf 240/126 mm Hg anstieg. Das Ausmaß dieser Blutdruckanstiege wird besonders dann deutlich, wenn man zum Vergleich die Werte des Normalkollektivs beim Spazierengehen und Treppensteigen mit 144/87 mm Hg bzw. 169/93 mm Hg betrachtet.

Aber auch psychische Belastungen führen zu erheblichen Anstiegen des Blutdrucks [18, 149, 150]. Zerzawy [154] führte bei dem zuvor beschriebenen Kollektiv von Normotonikern und Hypertonikern auch einen Rechenstreß durch. Dabei kam es bei den Normotonikern zu einem Blutdruckanstieg auf 150/90 mm Hg, wogegen die Hochdruckkranken wesentlich höhere Druckanstiege, nämlich auf 190/115 mm Hg aufwiesen, bei einer erst erreichten Herzschlagfrequenz zwischen 85 und 95 Schlägen/min.

Es ist somit nicht überraschend, daß durch telemetrische Langzeitmessungen des Blutdrucks Hochdruckkranker nachgewiesen werden konnte, daß es im Verlauf alltäglicher körperlicher und emotionaler Belastungen zu ausgeprägten Blutdruckanstiegen kommt, die weit über das Ausmaß des Ruheblutdrucks, aber auch des Belastungsblutdrucks normotensiver Personen hinausgehen. In diesem Zusammenhang wurde von Littler et al. [90, 91] und Sokolow et al. [142] darauf hingewiesen, daß anhand des Ruheblutdrucks ein Abschätzen des Ausmaßes von Belastungsblutdrücken im Laufe des Tages nicht möglich ist. Dieses konnte auch durch eine Vielzahl von eigenen Beobachtungen bestätigt werden.

13. Wie ist die myokardiale Gefährdung des Hypertonikers?

Berücksichtigt man somit, daß die arterielle Hypertonie nicht nur durch eine Blutdruckerhöhung unter Ruhebedingungen charakterisiert wird, sondern auch ganz besonders durch das Auftreten überhöhter Blutdruckanstiege bei physischen und psychischen Belastungen, so muß die Frage beantwortet werden, ob die akuten und chronischen Folgeerkrankungen der arteriellen Hypertonie durch das Ausmaß der Belastungsblutdrücke mitbestimmt werden.

Dieses ist bezüglich der Gefahr akuter Ereignisse bei gleichzeitiger koronarer Herzkrankheit (was mit zunehmendem Alter ein häufiger Befund ist) offenkundig. Es konnte gezeigt werden [45, 51], daß überhöhte Belastungsblutdrücke einen erheblich gesteigerten myokardialen O_2-Verbrauch bewirken [45] (Abb. 12). Schon bei 50 Watt, also kleinsten körperlichen Belastungen, weisen bereits „belastungspositive" Grenzwerthypertoniker im Vergleich zu Normotonikern eine 30%ige Steigerung des Doppelprodukts als Maß für den myokardialen O_2-Verbrauch auf. Bei jüngeren und älteren Hochdruckkranken mit milder Hypertonie ist der Sauerstoffverbrauch des Herzens sogar um 42 bzw. 44% erhöht.

Bedenkt man, daß bei einem Großteil der Hochdruckpatienten mit noch okkulten bzw. manifesten Koronarstenosen zu rechnen ist [121], und berücksichtigt man die Tatsache, daß selbst Hochdruckkranke mit unauffälligem Koronarangiogramm eine deutlich eingeschränkte Koronarreserve aufweisen [144], so wird speziell für diese Patientengruppe die große Gefährdung durch überhöhte Belastungsblutdrücke deutlich. Die Lebensqualität und Prognose der Koronarkranken wird dadurch bestimmt, in welchem Maße die myokardiale O_2-Bilanz zwischen Angebot und Verbrauch gestört ist. Trotz ausgeprägter koronarer Stenosen ist unter Ruhebedingungen das O_2-Angebot für das Herz oftmals noch ausreichend, unter Belastungsbedin-

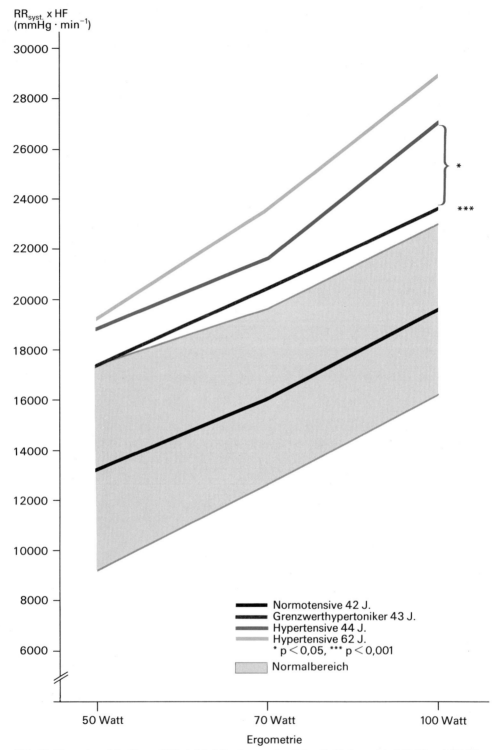

Abb. 12. Doppelprodukt ($R_{syst} \times HF$) als Maß für den myokardialen O_2-Verbrauch bei 50, 70 und 100 Watt. Dargestellt ist der Normalbereich des myokardialen O_2-Verbrauchs von normotensiven Patienten im Vergleich zu belastungspositiven Grenzwerthypertonikern sowie Patienten mit milder Ruheblutdruckhypertonie verschiedenen Alters (x $p < 0,05$, xxx $p < 0,001$)

gungen jedoch eine adäquate Steigerung der Durchblutungsrate nicht mehr möglich. Daß unter solchen Bedingungen eine zusätzliche Steigerung des myokardialen O_2-Verbrauchs durch überhöhte Belastungsblutdrücke die O_2-Bilanz des Herzens in kritische Bereiche verschiebt, ist offenkundig. Hierbei ist besonders an die durch Hypoxie induzierten Arrhythmien [11] und den Sekunden-Herztod zu denken [143], zumal Blümchen et al. [14] auf die Häufigkeit von erhöhten Belastungsblutdrücken bei Koronarkranken hingewiesen haben.

14. Werden chronische Folgeerkrankungen durch Belastungsblutdrücke mitbestimmt?

Schwieriger ist die Bedeutung des Belastungsblutdrucks für die chronischen Folgeerkrankungen einzuschätzen. Es liegt nur eine prospektive Langzeitstudie über 10 Jahre von Sokolow et al. [142] vor. Die Autoren ermittelten bei der großen Zahl von 1076 Hochdruckkranken das Tagesprofil des Blutdrucks mit Hilfe eines automatischen, tragbaren Blutdruck-Recorders. Sie konnten zeigen, daß die Patienten mit einem hohen Blutdruckniveau während eines gewöhnlichen Tagesablaufs im Vergleich zu den Patienten mit einem niedrigen Blutdruckniveau nach 10 Jahren eine signifikant ($p < 0,001$ systolisch, $p < 0,01$ diastolisch) höhere Rate an kardiovaskulären Komplikationen und Ereignissen aufwiesen. Die Autoren folgerten, daß unter Berücksichtigung des Tagesprofils des Blutdrucks Patienten in Gruppen mit kleinem und großem kardiovaskulären Risiko eingeteilt werden können, und daß hierdurch die Indikation zur medikamentösen Therapie wesentlich erleichtert wird. Bedeutungsvoll scheinen auch die Untersuchungen von Floras et al. [30] zu sein, die zeigen konnten, daß Patienten aufgrund einer alleinigen Messung des Ruheblutdrucks diagnostisch und prognostisch falsch eingestuft

werden können. Berücksichtigt man jedoch das Blutdrucktagesprofil, so konnten die Patienten in zwei Gruppen eingeteilt werden: in solche mit einem signifikant erhöhten Blutdrucktagesprofil (Gruppe 1) und solche mit einem normalen Blutdrucktagesprofil (Gruppe 2), obwohl sich der Ruheblutdruck beider Gruppen nicht signifikant voneinander unterschied. Wichtig ist zum einen, daß in der Gruppe 1 in einem hochsignifikant größerem Maße Folgeerkrankungen der Hypertonie nachgewiesen werden konnten. Zum anderen, daß diese Gruppe einen signifikant stärkeren Anstieg des Blutdrucks während einer Ergometrie von 50 bzw. 75 Watt aufwies und hierdurch eine Gruppentrennung in Patienten mit erhöhtem und niedrigem Risiko erfolgen konnte, was durch andere klinische, hämodynamische und biochemische Parameter nicht möglich war.

Darüber hinaus kann man sich, wie so oft in der Medizin, Analogieschlüssen bedienen, die zwar nie Beweise, aber doch wichtige Hinweise liefern können. So ist unbestritten, daß es im Verlauf der Hochdruckkrankheit zu muskulären Anpassungsvorgängen des Herzens und der Widerstandsgefäße kommt. Das heißt, es entwickelt sich eine konzentrische Myokard- und Mediahypertrophie, die nach antihypertensiver Therapie reversibel sein kann [131]. Entscheidend für die Entstehung bzw. den Rückgang der Muskelhypertrophie ist der in Abhängigkeit von der Blutdruckhöhe zugrunde liegende „Trainingsreiz" für die Herz- und Gefäßmuskulatur. Bei der Skelettmuskulatur ist es eindeutig erwiesen, daß das Ausmaß einer Muskelhypertrophie nicht durch eine Vielzahl unterschwelliger, sondern durch überschwellige bzw. maximale Trainingsreize bestimmt wird. Es ist deshalb sehr wahrscheinlich, daß auch die kardialen und vaskulären Anpassungsvorgänge nicht überwiegend durch unterschwellige Reize, nämlich den Ruheblutdruck, sondern durch maximale Reize, nämlich den Belastungsblutdruck, bewirkt werden. Dieses scheint für die kardialen Anpassungsvorgänge durch eine neuere Untersuchung bestätigt zu werden [112]. Es konnte gezeigt werden, daß Personen mit normalem Ruheblutdruck eine konzentrische Myokardhypertrophie entwickeln, die sich nicht von der Hochdruckkranker unterscheidet, wenn sie über einen längeren Zeitraum ein intensives Krafttraining betreiben, bei dem es bekanntlicherweise zu erheblichen Blutdruckspitzen kommt. Hierfür würden auch die Untersuchungen von Krönig sprechen [85], der mit zunehmenden WHO-Stadien der Hypertonie signifikant ausgeprägte Belastungsblutdrücke nachweisen konnte. Auch wurde von Rowlands et al. [131] eine enge und signifikante Korrelation zwischen dem mittleren systolischen Blutdruck, kontinuierlich über 24 h gemessen, und der linksventrikulären Muskelmasse bei Hochdruckkranken gefunden. Die gleichen Autoren konnten darüber hinaus zeigen, daß eine antihypertensive Behandlung (überwiegend β-Rezeptorenblocker bzw. Calziumantagonisten) über im Mittel 9,3 Monate zu einer Rückbildung der linksventrikulären Hypertrophie führte.

Aber auch für vaskuläre Anpassungsvorgänge wurde in einer Übersichtsarbeit von Berry [10] auf die Bedeutung der Wandspannung hingewiesen. Das heißt, die Wandspannung wird mit steigendem Blutdruck, zunehmendem Gefäßradius, aber abnehmender Wanddicke immer größer. Demnach wird durch die überhöhten Belastungsblutdrücke die größte Wandspannung und somit die größte Gefäßbelastung erzeugt. Hiernach müßten die Belastungsblutdrücke eine besondere Provokation für die Gefäße darstellen. Die Antwort hierauf scheint nach Berry [10] – in Abhängigkeit von der Gefäßdehnung – eine Steigerung der Teilungsrate der glatten Gefäßmuskulatur, aber auch eine Umwandlung von der kontraktilen zur synthetischen Phase (Produktion von Skleroproteinen) zu sein. Hierauf weisen auch die Untersuchungen von Hauss [65] hin, der schon nach 1stündiger Blutdruckerhöhung bei vorher normotensiven Ratten eine signifikante Steigerung der Proliferation von Endothel-, Media- und Ad-

ventitiazellen sowie der Proteoglykansynthese in der Aorta feststellte.

Erwähnt seien auch die Ausführungen von Nerem u. Cornhill [113], die auf die Bedeutung der die Gefäßwand belastenden Scherkräfte hinwiesen. Übersteigen diese Scherkräfte, die durch die Gefäßanatomie und hauptsächlich durch die Rhythmik und vor allem die Stärke des Blutflusses – also besonders durch die Belastungsblutdrücke – bestimmt werden, ein gewisses Maß, so kann es zu Verletzungen des Gefäßendothels kommen. Zusätzlich können hierdurch auch die Reparaturvorgänge an der Gefäßwand negativ beeinflußt werden. Auf die Bedeutung selbst kleinster Gefäßalterationen als prädisponierende Faktoren für degenerative Erkrankungen hat auch Berry hingewiesen [10].

Wenn man davon ausgeht, daß die Druckbelastung selbst den hauptschädigenden Faktor für das Gefäßsystem darstellt, so dürften die Belastungsblutdrücke einen wichtigen Faktor für die Entstehung der Arteriosklerose darstellen. Dieses gilt um so mehr, wenn man berücksichtigt, daß Hochdruckkranke schon bei kleinsten alltäglichen Belastungen exzessive Blutdruckanstiege aufweisen. In diesem Zusammenhang erscheint es wichtig, darauf hinzuweisen, daß nach Untersuchungen von Floras [30] und Pickering [119] das Ausmaß der über den Tag verteilt auftretenden Blutdruckanstiege, also das Blutdrucktagesprofil, durch eine ergometrische Untersuchung gut abgeschätzt werden kann.

Unter Berücksichtigung der Literatur ergibt sich, daß die während der Ergometrie gemessenen Belastungsblutdrücke ein gutes Maß für die Reaktion auf physischen [30, 55, 85, 154] und wahrscheinlich auch auf psychischen [114, 154] Streß darstellen. Dies gilt besonders unter Berücksichtigung der Tatsache, daß der hier gewählte ergometrische Leistungsbereich von 50–100 Watt tatsächlich alltäglichen Belastungen entspricht, wie dieses auch am Verhalten der Herzfrequenz deutlich wird. Auf die Praxis übertragen heißt das, daß ein Patient, der im Leistungsbereich

von 50–100 Watt deutlich überschießende Belastungsblutdrücke aufweist, diese mit sehr
hoher Wahrscheinlichkeit auch im Verlauf eines normalen Tages entwickeln wird.

15. Wie ist das individuelle Blutdruckverhalten während Ergometrie bei Hochdruckkranken?

Anhand des individuellen Blutdruckverhaltens einiger Patienten verschiedenen Alters
und Geschlechts mit milder Ruheblutdruckerhöhung soll verdeutlicht werden, welche
große Bedeutung eine ergometrische Untersuchung über die diagnostische Wertigkeit
hinaus bezüglich der Beurteilung des Schweregrads und somit der prognostischen Abschätzung des Krankheitsbilds besitzt.

Abb. 13 zeigt das Blutdruckverhalten vor,
während und nach Ergometrie von 3 jungen,
normalgewichtigen Männern mit einer essentiellen Hypertonie. Zwei Brüder im Alter von
24 und 27 Jahren weisen unter Ruhebedingungen mit 154/95 mm Hg nur eine Grenzwerthypertonie auf. Während der Ergometrie
steigt der Blutdruck jedoch schon bei 50 Watt
auf 210 bzw. 215 mm Hg an und liegt somit
systolisch um 43 bzw. 48 mm Hg oberhalb des
oberen Normwerts. Bei 100 Watt sind die entsprechenden Werte auf 248/130 bzw. 272/
140 mm Hg angestiegen und übersteigen den
oberen Normwert systolisch um 48 bzw.
72 mm Hg und diastolisch um 30 bzw. 40 mm
Hg. Der 46jährige Patient mit einem Ruhe-
druck von nur 160/100 mm Hg entwickelt mit
275 mm Hg systolisch besonders diastolisch
einen exzessiven Wert von 155 mm Hg bei
100 Watt. Zwei klinisch relevante Bemerkun-
gen bezüglich des Blutdruckverhaltens während und nach Ergometrie sind noch für alle
3 Patienten gleichbedeutend zu machen. Zum
einen weisen alle 3 auch am Ende der 5. Erholungsminute im Vergleich zum Blutdruck vor
Ergometrie mit 184/112, 174/108 und 180/
120 mm Hg noch deutlich überhöhte Werte
auf, so daß an der diagnostischen Zuordnung
zum Hochdruckkollektiv nunmehr keine Un-

sicherheit besteht. Zum anderen kann kein
Zweifel darüber bestehen, daß das kardiovaskuläre Risiko dieser Hochdruckkranken
durch die Aufdeckung der exzessiven Belastungsreaktionen im Vergleich zur Ruhemessung wesentlich besser abgeschätzt werden
kann. Dieses gilt besonders auch unter Berücksichtigung der Tatsache, daß die bei
100 Watt von allen 3 Patienten erreichten
Herzfrequenzen unterhalb von 130 min^{-1} la-
gen und bei maximalen Belastungen (Herzfrequenz 190 min^{-1}) mit wesentlich höheren
Blutdrücken zu rechnen ist.

Abb. 14 soll verdeutlichen, daß das Auftreten
exzessiver Belastungsblutdrücke keinesfalls
nur ein Phänomen jüngerer Hochdruckkranker darstellt. Vielmehr muß gerade beim
Hochdruck im Alter mit deutlichen Blutdruckspitzen gerechnet werden [48]. Die
64jährige Hochdruckkranke und der 60jähri-
ge Hypertoniker mit Ruhewerten von 150/
100 bzw. 160/112 mm Hg weisen schon bei
70 Watt einen exzessiven Druckanstieg auf
270/138 bzw. 240/160 mm Hg auf, die systolisch um 72 bzw. 42 mm Hg und diastolisch
um 35 bzw. 57 mm Hg oberhalb altersentspre-
chender Normalwerte liegen. Beide Patienten
berichteten, daß langjährige hausärztliche
Blutdruckkontrollen unter Ruhebedingungen
jeweils nur grenzwertige bis milde Blutdruckerhöhungen ergeben hatten. Diese standen
im Gegensatz zu den Linksherzhypertrophie-
kriterien im EKG und dem Röntgenthorax-
befund (linksvergrößertes Herz und elongier-
te Aorta bei betontem Aortenknopf), ließen
sich aber durch das Ausmaß der Belastungsblutdrücke gut erklären.

Sowohl bei jungen aber auch bei älteren
Hochdruckkranken mit grenzwertiger oder
milder Ruhehypertonie erleichtert somit der
Nachweis deutlich überhöhter Belastungsblutdrücke ganz wesentlich die Indikation
zur medikamentösen Therapie.

Auf der anderen Seite können gerade beim
hohen Blutdruck im Alter jene Patienten
identifiziert werden, die mit hoher Wahrscheinlichkeit nicht von einer medikamentösen Therapie profitieren. So weist in Abb. 14

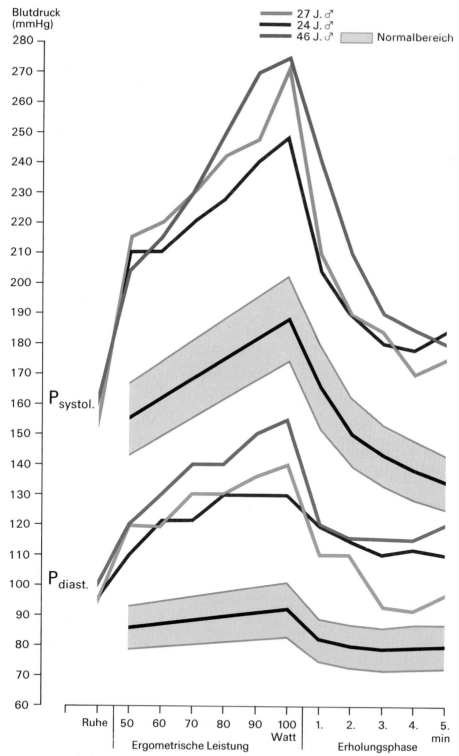

Abb. 13. Systolischer (P_s) und diastolischer (P_d) Blutdruck in Ruhe sowie während und nach Ergometrie bei drei jungen normalgewichtigen Männern mit essentieller Hypertonie, die trotz milder Ruheblutdruckerhöhung exzessive Belastungsblutdrücke aufweisen (weitere Erläuterung siehe Text)

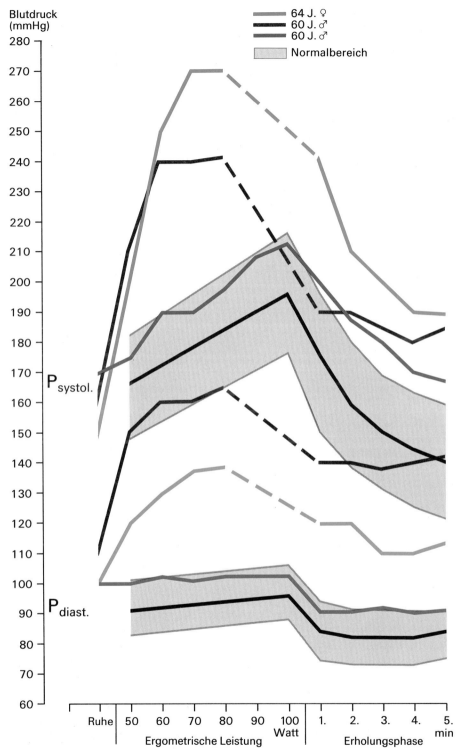

Abb. 14. Systolischer (P_s) und diastolischer (P_d) Blutdruck in Ruhe und während Ergometrie bei drei älteren Hochdruckkranken, von denen zwei trotz milder Druckerhöhung unter Ruhebedingungen exzessive Blutdruckanstiege während und nach Ergometrie entwickeln, wogegen ein älterer Hochdruckkranker während der Ergometrie trotz der relativ höchsten Ausgangswerte eine normale Blutdruckreaktion aufweist (weiteres siehe Text)

der 60jährige Patient mit einem emotional bedingten Ruheblutdruck von 170/112 mm Hg während der Ergometrie altersentsprechende Normalwerte auf. Typischerweise normalisiert sich auch der diastolische Blutdruck in der Erholungsphase, so daß beim Nichtvorliegen weiterer Risikofaktoren bzw. Begleiterkrankungen, wie z. B. koronare Herzkrankheit, auf eine antihypertensive Therapie verzichtet werden kann.

C. Ergometrische Therapiekontrolle bei Hochdruckkranken

Für die ergometrische Überprüfung einer antihypertensiven Therapie ergeben sich zwei wesentliche und klinisch relevante Argumente. Zum ersten gilt grundsätzlich auch für das Blutdruckverhalten während einer Therapie, daß der Ruheblutdruck durch die Erwartungshaltung des Patienten überhöht sein kann. Hierdurch besteht die Gefahr einer Fehleinschätzung des therapeutischen Effekts [61, 87, 90]. Zum anderen muß in Anbetracht der Häufigkeit und des Ausmaßes belastungsinduzierter Blutdruckanstiege an blutdrucksenkende Medikamente die Anforderung gestellt werden, daß sie neben der Normalisierung des Blutdrucks unter Ruhebedingungen auch überhöhte Belastungsblutdrücke zufriedenstellend senken. Dies ist jedoch nicht bei allen unter Ruhebedingungen antihypertensiv wirkenden Medikamenten der Fall und kann durch eine ergometrische Untersuchung überprüft werden. Deshalb sei zunächst der Einfluß verschiedener Antihypertensiva auf den Belastungsblutdruck dargestellt.

1. Zentral wirkende Sympatholytika und Belastungsblutdruck

In einer Vielzahl von Untersuchungen konnte für die früher wesentlich häufiger verwandten zentral wirkenden Sympatholytika wie α-Methyldopa, Clonidin und Reserpin gezeigt werden, daß sie den Ruheblutdruck befriedigend senken können [96, 117, 143]. Demgegenüber wird besonders der systolische Blutdruck während Ergometrie nur geringfügig oder gar nicht beeinflußt. Der von Stoker et al. [143] durchgeführte Vergleich der blutdrucksenkenden Wirkung von α-Methyldopa und dem β-Rezeptorenblocker Metoprolol zeigt deutlich, daß trotz gleicher Blutdrucksenkung unter Ruhebedingungen der Effekt auf den systolischen Belastungsblutdruck bei α-Methyldopa signifikant schwächer ausgeprägt war. Bemerkenswert ist auch die geringe Senkung der Herzfrequenz und somit auch des Doppelprodukts als Maß für den myokardialen O_2-Verbrauch unter α-Methyldopa-Therapie.

Auch das zentral angreifende Sympatholytikum Clonidin zeigt nach Lund-Johansen [96] unter Belastungsbedingungen im Vergleich zur Ruhedrucksenkung einen geringen Effekt. So wurde der systolische Blutdruck bei 150 Watt auch nach 1jähriger Behandlung mit Clonidin praktisch nicht gesenkt.

Patyna [117] verglich die Wirkung einer Reserpin-Diuretika-Kombination und eines β-Blockers auf den Ruhe- und Belastungsblutdruck. Bei gleichstarker Ruheblutdrucksenkung kam es schon bei 50 Watt, also kleinsten körperlichen Belastungen, unter der Reserpin-Diuretika-Kombination zu einem Anstieg des systolischen Blutdrucks auf Mittel 182 mmHg, der deutlich über dem oberen Normalwert von 167 mmHg lag. Bei 100 Watt stieg der systolische Blutdruck sogar auf 222 mmHg an, so daß der obere Grenzwert mit 200 mmHg noch relativ stärker überschritten wurde. Unter der β-Rezeptorenblocker-Therapie kam es jedoch zu einem systolischen Blutdruckverhalten, das deutlich im normotensiven Bereich mit im Mittel 161 mmHg bei 50 Watt und 186 mmHg bei 100 Watt lag. Für den diastolischen Blutdruck ergab sich kein Unterschied. Bemerkenswert ist auch, daß die Patienten unter der Reserpin-Diuretika-Kombination bei 100 Watt den oberen Normalwert für das Doppelprodukt von 2300 mm Hg · min^{-1} als Maß für den myokardialen O_2-Verbrauch mit 2700 mm Hg · min^{-1} deutlich überschritten, wogegen dieser Wert unter der β-Rezeptorenblockade mit 1900 mm Hg · min^{-1} im Normalbereich lag.

2. Moderner Stufenplan der Hochdruckbehandlung und Belastungsblutdruck

Der aktuelle Stufenplan zur medikamentösen Hochdruckbehandlung beinhaltet die Gabe von β-Rezeptorenblockern und Diuretika zur Mono- und Kombinationsbehandlung und bei nichtbefriedigender Blutdrucksenkung die zusätzliche Gabe eines Vasodilatators in der freien oder fixen Dreifachtherapie*. Es ist deshalb von besonderem praktischen Interesse, den Einfluß dieser drei Substanzklassen auf den Belastungsblutdruck zu überprüfen.

In einer eigenen Cross-over-Studie [42] mit jeweils zwei 6wöchigen Behandlungsphasen konnte gezeigt werden, daß bei gleicher Blutdrucksenkung unter Ruhebedingungen nur die β-Rezeptorenblocker im Gegensatz zu den Diuretika den Belastungsblutdruck signifikant senkten. Dabei wiesen 19 von 24 Patienten unter einem β-Rezeptorenblocker eine bessere Blutdrucksenkung auf, wogegen sich bei 5 Patienten eine ähnliche blutdrucksenkende Wirkung nachweisen ließ. Bei letzteren Patienten handelte es sich stets um jene, die nur geringe bis mäßige Blutdruckanstiege während Ergometrie aufwiesen. Dagegen wurde die fehlende blutdrucksenkende Wirkung der Diuretika während Ergometrie besonders bei den Patienten eindrucksvoll erkennbar, die deutlich überhöhte Belastungsblutdrücke aufwiesen. Dieses differenzierte Verhalten dürfte für alle überwiegend unter Ruhebedingungen wirksamen Antihypertensiva gelten.

Der gute Effekt der β-Rezeptorenblocker auf den Belastungsblutdruck wurde auch von anderen Autoren mit Hilfe invasiver Meßmethodik in gleichem Ausmaße beschrieben [6, 95, 126]. Rowlands [131] konnte darüber hinaus zeigen, daß β-Rezeptorenblocker nicht nur signifikant den Blutdruck während submaximaler Ergometrie senken, sondern auch das über 24 h intraarteriell ermittelte Blutdrucktagesprofil signifikant beeinflussen und hierdurch zu einer Rückbildung der echokardiographisch bestimmten linksventrikulären Muskelmasse führen können. Die gute Beeinflussung des Tagesprofils des Blutdrucks durch β-Rezeptorenblocker wurde auch von anderen Autoren durch intraarterielle Blutdruckmessung bestätigt [29, 100].

In eigenen Untersuchungen konnte gezeigt werden, daß bei chronischer Behandlung die β-Rezeptorenblocker Metoprolol, Atenolol und Nadolol unabhängig von ihren Plasmahalbwertszeiten und den Plasmaspiegeln auch 8 h nach letzter Tabletteneinnahme im Vergleich zur 2-h-Wirkung keinen Wirkungsverlust aufweisen [55].

3. β-Rezeptorenblocker senken den Belastungsblutdruck über den ganzen Tag

Für die Praxis sind die zuletzt dargestellten Ergebnisse insofern von Bedeutung, weil sie zeigen, daß auch mit einmaliger morgendlicher Dosis eines β-Rezeptorenblockers das Tagesprofil des Blutdrucks gleichstark und zufriedenstellend gesenkt werden kann.

4. Wie beeinflussen β-Rezeptorenblocker und Diuretika den myokardialen O_2-Verbrauch während Ergometrie?

Die nichtsignifikante Beeinflussung des Belastungsblutdrucks während Ergometrie durch Diuretika wurde auch von anderen Autoren [93, 110] und durch eine weitere eigene rando-

---

* z.B. TRI-TORRAT®

misierte Studie [51] bestätigt. Da Diuretika auch die Herzfrequenz während Ergometrie nicht beeinflussen, wurde somit das Doppelprodukt als Maß für den myokardialen O_2-Verbrauch unter einer Diuretikatherapie nicht gesenkt. So wurde das Doppelprodukt von im Mittel 24 300 mmHg·min^{-1} bei 100 Watt vor Therapie durch die Diuretikabehandlung mit im Mittel 23 360 mmHg·min^{-1} nicht signifikant beeinflußt. Demgegenüber führte die Gabe eines β-Rezeptorenblockers durch die hochsignifikante Senkung des systolischen Blutdrucks und der Herzfrequenz auch zu einer signifikanten Reduktion des myokardialen O_2-Verbrauchs mit einem Wert von 16 660 mmHg·min^{-1} bei 100 Watt [51]. Man kann daraus folgern, daß während einer antihypertensiven Therapie mit Diuretika oder solchen Antihypertensiva, die überwiegend den Ruheblutdruck senken, nach wie vor ein überhöhter myokardialer O_2-Verbrauch, besonders auch unter Belastungsbedingungen, besteht. Somit sind gerade jene Patienten mit einer gleichzeitigen koronaren Herzkrankheit weiterhin durch eine myokardiale Ischämie gefährdet. Daß dieses auch zutrifft und daß eine Senkung des erhöhten myokardialen O_2-Verbrauchs durch eine adäquate antihypertensive Therapie auch von klinisch relevanter Bedeutung ist, konnte eindeutig in einer Untersuchung an Patienten nachgewiesen werden, die zusätzlich eine koronare Herzkrankheit aufwiesen und mit einer β-Blocker-Diuretikum-Kombination behandelt wurden [47]. Es fand sich unter der Behandlung ein signifikanter Rückgang der ST-Streckensenkung und der Häufigkeit der Angina-pectoris-Anfälle, ohne zusätzliche antianginöse Therapie. Hervorgerufen wurde diese objektive und subjektive Besserung des klinischen Befunds durch eine signifikante Senkung des Doppelprodukts, welches als zuverlässiges Maß des myokardialen O_2-Verbrauchs angesehen werden kann [82, 135]. Da Diuretika das Doppelprodukt und somit den myokardialen O_2-Verbrauch nicht senken können, wird im Vergleich zur β-Rezeptorenblockade die Hypoxieschwelle mit der Gefahr einer akuten myokardialen Komplikation leichter überschritten. Dieses gilt sinngemäß für alle Antihypertensiva, die überwiegend den Ruheblutdruck senken. Möglicherweise erklärt sich hierdurch das überraschende Ergebnis früherer epidemiologischer Untersuchungen [70, 111, 148], die trotz signifikanter Senkung der Gesamtmortalität eine Abnahme der Inzidenz an Myokardinfarkten durch eine antihypertensive Therapie bei Hochdruckkranken nicht nachweisen konnten. Diese Interventionsstudien wurden überwiegend mit Diuretika und Reserpingaben durchgeführt. Es ist hochinteressant, darüber zu spekulieren, wieso in neueren Studien mit β-Rezeptorenblockern die Morbidität und Mortalität von Herzinfarkten bei Hochdruckkranken gesenkt werden konnten [9, 86]. Neben anderen Erklärungsmöglichkeiten [51] ist es durchaus wahrscheinlich, daß der unterschiedliche Einfluß von β-Rezeptorenblockern und Diuretika auf den Verlauf der koronaren Herzkrankheit durch ihren unterschiedlichen Effekt auf den Belastungsblutdruck hervorgerufen wird. Dies erscheint insofern sogar plausibler als die anderen Erklärungsmöglichkeiten zu sein, da die Gefährdung des Koronarkranken mitbestimmt wird durch das Ausmaß der myokardialen Hypoxie, welches wiederum von der Größe des Doppelprodukts abhängt. Das Doppelprodukt wird nun durch β-Rezeptorenblocker hochsignifikant und durch Diuretika nicht gesenkt, so daß durch letztere die Gefahr hypoxisch bedingter tödlicher Rhythmusstörungen nicht beseitigt wird. Aufgrund der gleichmäßigen Beeinflussung von Ruhe- und Belastungsblutdruck und unter Berücksichtigung einer möglichen Kardioprotektion muß somit den β-Rezeptorenblockern eine vorrangige Bedeutung eingeräumt werden und sie müssen als Medikamente der ersten Wahl zur Monotherapie von Hochdruckkranken empfohlen werden. Dieses gilt ganz besonders für jene Patienten, die gleichzeitig eine koronare Herzkrankheit aufweisen, selbst wenn nur geringe Blutdruckerhöhungen unter Ruhebedingungen vorliegen.

5. Diuretika verstärken die blutdrucksenkende Wirkung von β-Rezeptorenblockern während Ergometrie

Die besondere Bedeutung der Diuretika liegt in der hervorragenden Kombinierbarkeit mit β-Rezeptorenblockern [20, 36, 42, 46, 47, 51, 122]. Verschiedene Studien ergaben, daß die Verstärkung der antihypertensiven Wirksamkeit von β-Rezeptorenblockern durch Diuretika nicht nur unter Ruhebedingungen, sondern auch ganz besonders während ergometrischer Leistung gilt [36, 42, 46, 51]. Die sich addierende blutdrucksenkende Wirkung von β-Blockern und Diuretika, die durch den unterschiedlichen antihypertensiven Wirkmechanismus erklärt werden kann [46], ist von großer praktischer Bedeutung, da mit zunehmendem Alter eine große Zahl der Patienten kombiniert behandelt werden muß [20, 122].

6. Wie wirken gefäßerweiternde Antihypertensiva auf den Belastungsblutdruck?

Neben dem bewährten Vasodilatator Dihydralazin, der wegen seiner Nebenwirkungen

zur Monotherapie nicht geeignet ist, steht in letzter Zeit der α_1-Rezeptorenblocker Prazosin zur Verfügung. Eine 4wöchige Behandlung mit 4 mg Prazosin führte zu einer signifikanten und befriedigenden Blutdrucksenkung unter Ruhebedingungen, die einer 4wöchigen Therapie mit dem β-Rezeptorenblocker Acebutolol entsprach [58]. Auch unter Belastungsbedingungen kam es unter Prazosin zu einer hochsignifikanten Senkung des diastolischen Blutdrucks um 15 mmHg, was einer prozentualen Senkung von 12,2% entspricht und im Vergleich zu den Diuretika mit im Mittel 5% wesentlich ausgeprägter ist. Allerdings wurde der systolische Belastungsblutdruck im Gegensatz zu den β-Rezeptorenblockern nicht signifikant beeinflußt.

Aufgrund der fehlenden Beeinflussung des systolischen Blutdrucks bei unverändertem Herzfrequenzverhalten ergab sich somit für Prazosin in Übereinstimmung mit den invasiven Untersuchungen von Lund-Johansen [95] keine Beeinflussung des myokardialen O_2-Verbrauchs während Ergometrie. Aufgrund der Untersuchungen von Lund-Johansen sowie Äärynen et al. [1] und eigener Ergebnisse scheint die besondere Bedeutung des Prazosins in der guten Kombinierbarkeit mit β-

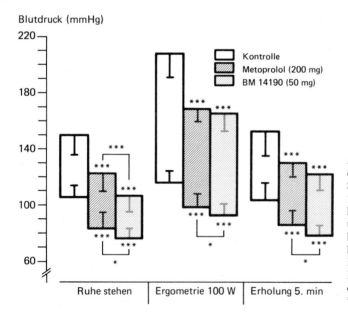

Abb. 15. Systolischer (P_s) und diastolischer (P_d) Blutdruck im Stehen, in der 6. Minute bei 100 Watt sowie in der 5. Erholungsminute vor der Therapie und nach 4wöchiger Behandlung mit dem β-Rezeptorenblocker Metoprolol und dem β-Blocker mit vasodilatatorischer Eigenschaft BM 14190 Carvedilol (* $p < 0,05$, ** $p < 0,01$, *** $p < 0,001$)

Rezeptorenblockern zu liegen, indem die durch alleinige β-Rezeptorenblockade erreichte systolische und diastolische Blutdrucksenkung während dynamischer Belastungen wesentlich verstärkt wird.

Dieses scheint auch für die Neuentwicklung von β-Rezeptorenblockern zu gelten, die neben der β-adrenergen Blockierung gleichzeitig eine direkte vasodilatatorische Wirksamkeit aufweisen (BM 14190 Carvedilol). In einer Doppelblindstudie mit 16 Hochdruckkranken konnte gezeigt werden (Abb. 15), daß 50 mg von BM 14190 im Vergleich zu 200 mg des β-Rezeptorenblockers Metoprolol bei gleicher systolischer Drucksenkung den diastolischen Blutdruck nicht nur in Ruhe sondern auch während und nach Ergometrie signifikant stärker senkte. Da die Herzfrequenz bei 100 Watt durch BM 14190 im Vergleich zu Metoprolol geringer gesenkt wurde (17% bzw. 23%), erklärt sich die stärkere diastolische Drucksenkung durch eine deutliche vasodilatatorische Wirksamkeit. Dieser zur β-Rezeptorenblockade zusätzliche Effekt könnte besonders bei der Behandlung auch ausgeprägterer Hochdruckformen von Bedeutung sein.

Nach neueren Untersuchungen kommt den Calziumantagonisten als Vasodilator eine zunehmende Bedeutung bei der Hochdrucktherapie zu. Neben einer befriedigenden Senkung des Ruheblutdrucks führt der Calziumantagonist Nifedipin auch zu einer ausgeprägten Senkung des diastolischen Blutdrucks mit 16 mmHg bei 100 Watt, was einer prozentualen Senkung von 13,2% entspricht. In Übereinstimmung mit Untersuchungen von Ekelund et al. [25] und Buchanan et al. [19] wurde auch der systolische Blutdruck während Ergometrie signifikant gesenkt, allerdings nicht so stark wie es bei β-Rezeptorenblockern der Fall ist.

Somit scheint sich möglicherweise durch die Calziumantagonisten eine Alternative zur Monotherapie für jene Patienten zu ergeben, bei denen ein β-Rezeptorenblocker kontraindiziert ist.

7. Wirken β-Rezeptorenblocker auch bei isometrischen Belastungen auf den Blutdruck?

Blutdruckanstiege werden im Alltag wie bereits dargestellt neben dynamischen auch durch isometrische Belastungen mit hohem Kraftanteil an der Kontraktion hervorgerufen. Zwar erlaubt eine ergometrische Überprüfung des Blutdruckanstiegs während Ergometrie auch eine Einschätzung über das Verhalten während isometrischer und psychischer Belastungen, allerdings lassen sich während Ergometrie nachgewiesene Therapieeffekte nicht ohne weiteres auf andere Belastungsformen übertragen.

Isometrische Kontraktionen rufen bei Überhöhung des systolischen Blutdrucks vor allem auch ausgeprägte Anstiege des diastolischen Bludrucks hervor, wie bereits dargestellt wurde. Durch verschiedene Studien [93, 105, 125] konnte gezeigt werden, daß eine chronische Therapie mit β-Rezeptorenblockern auch die systolischen und diastolischen Blutdruckanstiege während isometrischer Belastungen signifikant senkt, was durch Diuretika nicht im gleichen Maße erzielt werden kann. Darüber hinaus weist McAllister [105] darauf hin, daß unter einer β-Rezeptorenblocker-Behandlung auch der myokardiale O_2-Verbrauch während isometrischer Belastungen signifikant gesenkt wird.

8. Wie wirken β-Rezeptorenblocker auf den Blutdruckanstieg bei emotionalen Belastungen?

Über die Beeinflussung des Blutdruckanstiegs während einer emotionalen Belastung, die das Blutdrucktagesprofil wesentlich beeinflussen, liegen nur wenige für die chronische Hochdruckbehandlung repräsentative Untersuchungen vor. Dennoch konnte in mehreren Studien übereinstimmend gezeigt werden [24, 26, 59], daß während einer chronischen β-Rezeptorenblockade die Blutdruckanstiege während emotionalem Streß signifikant gesenkt werden können. Untersuchungen von Eliasson et al. [26] ergaben, daß der vor Therapie durch einen mentalen Streß von 141/97 mmHg auf 175/122 mmHg angehobene Blutdruck durch eine 6- bis 9monatige Behandlung mit einem β-Rezeptorenblocker signifikant reduziert wurde auf Werte von 115/85 bzw. 141/103 mmHg, bei zusätzlich signifikanter Senkung der Herzschlagfrequenz. Somit lag der Blutdruck während des Stresses systolisch um 34 mmHg und diastolisch um 18 mmHg unter der β-Rezeptorenblockade niedriger.

Im Gegensatz zu isometrischen und dynamischen Belastungen werden die Blutdruckanstiege während eines emotionalen Stresses auch durch andere Antihypertensiva beeinflußt. So konnte dies für die Gabe von α-Methyldopa, Clonidin und dem Calciumantagonist Nifedipin gezeigt werden, allerdings nicht für die Gabe eines Diuretikums [28, 64, 67].

9. Welche Konsequenzen für die Praxis ergeben sich?

Als einziges Antihypertensivum sind die β-Rezeptorenblocker geeignet, die Blutdruckanstiege und den myokardialen O_2-Verbrauch sowohl bei dynamischen und isometrischen Kontraktionen als auch bei emotionalen Belastungen zu senken. Sie sind deshalb bei allen jenen Patienten, bei denen keine Kontraindikation für eine β-Rezeptorenblockade* besteht, als Mittel der ersten Wahl zur Monotherapie zu empfehlen. Dabei kann die Wirkung durch eine zusätzliche Gabe eines Diuretikums* wesentlich verstärkt werden. Dieses gilt besonders für die Behandlung des hohen Blutdrucks im Alter. Eine weitere Blutdrucksenkung – auch unter Belastungsbedingungen – läßt sich durch eine zusätzliche Gabe eines Vasodilatators in Form von Dihydralazin**, Prazosin bzw. des Calciumantagonisten Nifedipin erzielen. Liegt eine Kontraindikation für β-Rezepto-

renblocker vor, so bietet sich besonders bei älteren Patienten die Gabe eines Calciumantagonisten an.

10. Kann der Effekt einer Mono- bzw. Kombinationstherapie durch die Ergometrie besser beurteilt werden?

Wie bereits weiter oben erwähnt, weist der Ruheblutdruck auch während einer antihypertensiven Therapie eine große Variabilität aufgrund der zirkadianen Rhythmik, aber auch emotionaler Einflüsse auf. Hierdurch besteht die Gefahr, daß z. B. ein schlechter Therapieeffekt nur vorgetäuscht wird. So berichteten Laughlin et al. [87], daß bei gleichbleibender Medikation der durch Selbstmessung kontrollierte Blutdruck im Verlauf von 30 Tagen bei 16 von 37 Patienten systolisch und diastolisch um mehr als 10 mmHg absank. Das heißt, daß ohne Änderung der Medikation ein wesentlich besseres Therapieergebnis dadurch erzielt wurde, daß sich der Patient an den Meßvorgang gewöhnte. Auf dieses Problem wiesen auch Gould et al. [61] hin, die den Effekt eines Placebos mit der Wirkung des neuen Antihypertensivums Indoramin verglichen. Unter Placebogabe fiel der systolische Blutdruck durchschnittlich um 14 mmHg systolisch und 10 mmHg diastolisch, beurteilt anhand der Ruhemessung, ab. Demgegenüber wiesen die intraarteriell gemessenen und gemittelten Tagesblutdruckprofile keinerlei signifikante Beeinflussung auf. Auf der anderen Seite ergab die Ruhemessung nach Gabe von Indoramin einen im Vergleich zum Placebo nur geringen und nichtsignifikanten Abfall des systolischen Blutdrucks um 6 mmHg und diastolisch um 8 mmHg. Dabei wurde aber die blutdrucksenkende Wirkung von Indoramin stark unterbewertet, wie sich aufgrund der intraarteriellen Blutdrucktagesprofilregistrierung herausstellte. Anhand dieser Meßmethode fiel der systolische Tagesmitteldruck gegenüber Placebo um 18,3 mmHg, der diastolische Blutdruck um 12,7 mmHg hochsignifikant ab,

---

* β-Blockade und Salurese in einer Tablette TORRAT®
** β-Blockade, Salurese und Vasodilatation in einer Tablette TRI-TORRAT®

gleich ob die Behandlung vor oder nach der Placeboperiode lag. Auf das gleiche Problem weisen auch Littler et al. [90] hin, die bei Patienten trotz schlechter Ruheblutdruckeinstellung keine Organkomplikationen nachweisen konnten, was sich durch den guten Therapieeffekt auf das Blutdrucktagesprofil erklären ließ. Sie folgerten aus diesen Ergebnissen: „Our results show how easy it could be to overtreat certain patients on the basis of casual readings."

Auch in der großen australischen Interventionsstudie [98] fiel bei den 1943 unbehandelten Patienten der Kontrollgruppe der Blutdruck im Verlauf von 3 Jahren von 158/102 mmHg auf 144/91 mmHg ab.

Auch Perry [118] berichtete, daß es nach der Randomisierung im Verlauf der ersten 6 Monate bei einer von der Mild Hypertension Research Group durchgeführten Interventionsstudie mit 1012 Patienten zu einem Abfall des diastolischen Blutdrucks unter Placebo von 5 mmHg kam, bei einem Abfall der behandelten Gruppe um 11 mmHg.

11. Die Ergometrie gewährleistet auch während einer antihypertensiven Therapie reproduzierbare und vergleichbare Ergebnisse

Demgegenüber konnte gezeigt werden, daß der Therapieeffekt von β-Rezeptorenblockern während Ergometrie in unveränderter Weise nach 12 und 16 Monaten [44, 55] bzw. nach 5 Jahren [95] nachgewiesen werden konnte. Diese Untersuchungen zeigen, daß die Messung des Blutdrucks während Ergometrie auch unter antihypertensiver Therapie reproduzierbare und vergleichbare Werte gewährleisten. Hierdurch wird die Beantwortung zweier wichtiger in der täglichen Praxis oft aufkommenden Fragen wesentlich erleichtert:

1. Ist eine Erhöhung der Dosierung einer bereits eingeleiteten Therapie nötig aber auch therapeutisch nützlich?
2. Ist die Gabe eines zusätzlichen Antihypertonikums notwendig und erhöht es die blutdrucksenkende Wirkung?

Durch die ergometrische Kontrolle des Blutdrucks kann die antihypertensive Wirksamkeit verschiedener Substanzgruppen untereinander und somit die Wertigkeit der Monotherapie, aber auch deren Effekt in der Kombination zuverlässig verglichen und beurteilt werden [55].

D. Das Ergo-EKG bei Koronarkranken

Die hohe Koinzidenz zwischen Bluthochdruck und koronarer Herzkrankheit erfordert eine frühzeitige Erfassung dieser vaskulären Komplikation. Unabhängig von der Beurteilung des Blutdruckverhaltens sollten deshalb Hochdruckkranke ergometrisch untersucht werden, da dem Belastungs-EKG als nichtinvasive Methode eine besondere Bedeutung zur Erkennung der Koronarinsuffizienz zukommt.

Die Diagnose der Koronarinsuffizienz bedeutet in der Mehrzahl der Fälle kaum eine Schwierigkeit, besonders dann, wenn die Anamneseerhebung typische Schmerzen mit beengendem Gefühl in der Brust und brennenden, dumpfen Empfindungen hinter dem Sternum ergibt, diese Symptome wiederholt während körperlicher Belastung auftreten und innerhalb von 3 min durch die Einnahme einer Kapsel Nitroglycerin beseitigt werden können.

Dabei zeigt die Schmerzlokalisation eine erhebliche Variabilität, so daß die Mißempfindungen, ausgelöst durch eine Koronarinsuffizienz, vom Unterkiefer über die linke Schulter-Arm-Region bis in die Gegend des Epigastriums vorkommen können. Aber auch das zeitliche Auftreten des Angina-pectoris-Schmerzes kann vielgestaltig sein, z. B. nur in typischer Weise nach dem Aufstehen am frühen Morgen oder in der Nacht aus dem Schlaf heraus oder aber hervorgerufen durch Kälteeinwirkungen. Somit kommt in der täglichen Praxis bei der Diagnosestellung der Anamneseerhebung eine besondere Bedeutung zu.

In den meisten Fällen ist die körperliche Untersuchung wenig hilfreich. Bedeutung kommt ihr jedoch zu beim Ausschluß einer Angina pectoris, die nicht durch eine Erkrankung der Koronararterien hervorgerufen wird, wie z. B. die Aortenstenose, eine Linksherzhypertrophie, eine Hyperthyreose oder eine Anämie.

Probleme in der Praxis treten immer dann auf, wenn die vom Patienten beklagten Beschwerden atypisch sind und man nicht sicher ist, ob der von dem Patienten beklagte Präkordialschmerz durch eine koronare Mangeldurchblutung hervorgerufen wird. Nicht immer lassen sich differentialdiagnostisch in Frage kommende Krankheitsbilder, wie das HWS-Syndrom mit Myalgien und Interkostalneuralgien, Herpes zoster und Rippenprellungen, Spontanpneumothorax, Pleuritis, Lungenembolie, Perikarditis, aber auch gastrointestinale Krankheitsbilder – wie Hiatushernien mit Refluxösophagitis, Ösophagusdivertikel und Ulcus ventriculi sowie Gallen- und Pankreaserkrankungen – mit Sicherheit abgrenzen. Das gilt auch für die psychosomatischen Beschwerden, die von den Patienten häufig in typischer Weise als punktförmige Schmerzen mit dem Finger auf die linke Thoraxwand lokalisiert werden.

In vielen Fällen sind deshalb weiterführende diagnostische Maßnahmen erforderlich. Diese sollen zum einen die Diagnose koronare Herzkrankheit sichern bzw. ausschließen, zum anderen aber auch den Schweregrad der stenosierenden Koronarsklerose dokumentieren und die Grundlage für das weitere therapeutische Vorgehen schaffen. Verschiedene diagnostische Möglichkeiten stehen heute zur Verfügung:

1. Ergo-EKG,
2. Koronarangio- und Ventrikulographie,
3. nuklearmedizinische Untersuchungsverfahren,
4. pharmakologische Tests sowie
5. Vorstimulation.

Unter allen diesen Möglichkeiten kommt auch heute noch dem Belastungs- oder besser gesagt dem Ergo-EKG in Klinik und Praxis bei der Diagnosestellung der Koronarinsuffizienz die größte Bedeutung zu. Deshalb sollen Durchführung und Bewertung ausführlich besprochen werden, zumal es sich um eine Methode handelt, die auch in einer allgemeinen oder internistischen Praxis problemlos eingesetzt werden kann, während die anderen Untersuchungstechniken Spezialkliniken vorbehalten bleiben sollen.

In der präventiven und rehabilitativen Kardiologie kommt der Aufzeichnung des EKG's während ergometrischer Leistung (Ergo-EKG) als nichtinvasiver Provokationstest auch deshalb eine vorrangige Bedeutung zu, da 60–70% der Patienten mit einer Belastungsangina ein normales Ruhe-EKG aufweisen [63]. Bei ihnen wird erst durch eine vermehrte Herzarbeit während körperlicher und psychischer Belastung eine myokardiale Hypoxie hervorgerufen.

Wie später noch auszuführen sein wird, ist bei richtiger Indikationsstellung und Beachtung der Kontraindikationen diese Art der Funktionsdiagnostik risikoarm, und auch ambulant in Klinik und Praxis ohne großen apparativen Aufwand durchführbar. Darüber hinaus gewährleistet sie unter standardisierten Bedingungen vergleichbare Aussagen über die kardiopulmonale-korporale Leistungsgrenze.

Nur mit Hilfe einer ergometrischen Untersuchungsmethodik bei gleichzeitiger EKG-Registrierung ist es möglich, pathologische EKG-Veränderungen oder abnormes Blutdruckverhalten exakt einer bestimmten Herzfrequenz und einer physikalischen Leistung in Watt bzw. in kpm/s zuzuordnen und somit reproduzierbare Ergebnisse zu erzielen. Früher gebräuchliche Belastungsprüfungen in Form von Kniebeugen und des 2-Stufen-Tests nach Masters sollten heute keine Verwendung mehr finden. Zum einen ist eine Standardisierung nicht oder nur schwer möglich, zum anderen besteht wegen der nicht durchführbaren EKG-Registrierung während der Belastung die Gefahr der Überbelastung, aber auch falsch negativer Befunde.

1. Wie soll beim Ergo-EKG methodisch vorgegangen werden?

Da die Ergebnisse ergometrischer Untersuchungen auch bezüglich der Koronarinsuffizienz durch eine Vielzahl verschiedener Faktoren beeinflußt werden können, muß auf die Einhaltung der Leistungsumsatzbedingungen bei ergometrischen Untersuchungen streng geachtet werden [109]. Nach dieser Empfehlung sind u. a. größere physische und psychische Beanspruchungen am Vor- und Untersuchungstag zu vermeiden, und es ist darauf zu achten, daß nur eine kleine Kohlenhydratmahlzeit – 3 h vor der Untersuchung unter gänzlicher Vermeidung von Genußmitteln, hier besonders Nikotin – erlaubt ist. Weiterhin müssen Außenreize soweit wie möglich ausgeschaltet werden, und die Raumtemperatur sollte nicht die Grenzen von 16–24 °C unter- bzw. überschreiten. Außerdem sollte die Tageszeit der ergometrischen Untersuchung und vor allem auch die vom Patienten eingenommenen Medikamente, wie noch später zu besprechen sein wird, in einem Untersuchungsprotokoll vermerkt werden (siehe Anhang).

Von besonderer Wichtigkeit ist die routinemäßige in 1- bis 2jährigen Abständen notwendig werdende Eichung des Ergometers, d. h., die Überprüfung, ob die tatsächlich erbrachte ergometrische Leistung in Watt mit dem auf der Meßskala angegebenen Wert übereinstimmt. Eine solche Kontrolle ist von großer praktischer Bedeutung, besonders dann, wenn ergometrisch ermittelte Daten verschiedener Ergometrielabors (z. B. behandelnder Arzt zur Kurklinik, oder von der

Akutklinik zur Rehabilitationsklinik) ausgetauscht werden sollen. Nur unter der Voraussetzung, daß mit geeichten Ergometern gearbeitet wurde, ist es zuverlässig, ergometrische Daten, z. B. im Sinne einer Verlaufskontrolle, miteinander zu vergleichen.

Wie schon bei der Blutdruckbeurteilung besprochen, kann die Ergometrie als Fußkurbelarbeit im Sitzen und Liegen erbracht werden. Für die Beurteilung der koronaren Durchblutungsverhältnisse in sitzender Position spricht die Beteiligung größerer Muskelgruppen (nicht ausschließlich Beinmuskulatur) und die Prüfung unter orthostatischen Bedingungen. Als Vorteil bei der Belastung im Liegen gelten eine technisch einfachere und vor allem bessere EKG-Registrierung und eine aufgrund der höheren Drücke im kleinen Kreislauf manchmal leichter nachweisbare Koronarinsuffizienz [129]. Außerdem kann die Überprüfung des Blutdruckverhaltens während der Ergometrie im Liegen exakter durchgeführt werden. Hinzu kommt, daß die Sturzgefahr durch einen zu schnellen und zu starken Blutdruckabfall unmittelbar nach Abbruch der Arbeit (was allerdings äußerst selten auftritt) sowie durch einen evtl. auftretenden Zwischenfall vermieden werden kann.

Es werden heute von der Industrie bereits Ergometer angeboten, die die Vorteile der Ergometrie im Liegen und Sitzen dadurch miteinander verbinden, daß in einer halbsitzenden Position ein Treten nach unten möglich ist.

2. Welche Leistungs- und Steigerungsstufen sollten gewählt werden?

Je nach Fragestellung und klinischem Befund muß mit einer unterschiedlichen Leistungsstufe begonnen werden. Besteht aufgrund der Anamnese der hochgradige Verdacht auf das Vorliegen einer koronaren Herzkrankheit, so wird man in der Regel mit 50 Watt beginnen. Hat man jedoch eher den Eindruck, daß eine koronare Herzkrankheit nicht vorliegt, so

kann eine höhere Leistungsstufe zu Beginn, z. B. 100 Watt und je nach Trainingszustand des Patienten auch höher gewählt werden, um den methodischen Ablauf zu verkürzen. Grundsätzlich sollte die Leistung mit Steigerungsstufen von 25 Watt/2 min oder 10 Watt/1 min gesteigert werden. Besteht nicht gleichzeitig die Möglichkeit einer kontinuierlichen Monitorüberwachung, so empfiehlt sich – besonders bei Patienten mit einer koronaren Herzkrankheit – das Vorgehen in Stufen von 10 Watt/1 min.

Nur durch Verwendung dieser kleinen Steigerungsstufen ist es möglich, den zeitlichen Beginn einer ST-Streckensenkung exakt zu erfassen und einer bestimmten Herzfrequenz zuzuordnen. Dies ist für die Festlegung einer für den Patienten individuell angemessenen Leistungsherzschlagfrequenz für ein dosiertes präventives und rehabilitatives Training auch von großer praktischer Bedeutung. Durch die Wahl von Steigerungsstufen von 10 Watt/1 min läßt sich darüber hinaus auch der Erfolg, z. B. eines körperlichen Trainings, einer medikamentösen Therapie oder aber eines koronarchirurgischen Eingriffs, durch die Vermeidung großer Herzfrequenzsprünge exakter ermitteln. Hinzu kommt, daß bei klinisch manifester Koronarinsuffizienz oder bei deutlich erhöhtem Ruheblutdruck das Risiko der Untersuchung durch ein frühzeitiges Erfassen einer Ischämiereaktion im EKG und/oder eines exzessiven überhöhten Belastungsblutdrucks gesenkt wird.

Früher wurden vorwiegend Leistungsstufen von 3- bis 6minütiger Dauer angewandt, wobei allerdings die Steigerung jeweils 50 Watt betrug [5]. Untersuchungen von Franz u. Mellerowicz [34] ergaben jedoch, daß für Steigerungsstufen von 10 Watt bzw. 25 Watt Stabilisierungszeiten von 1 bzw. 2 min zum Erreichen eines relativen Steady-state der Herzfrequenz ausreichend lang sind.

Verwendet man Steigerungsstufen von 10 Watt/1 min oder 25 Watt/2 min, so lassen sich nicht nur ST-Streckensenkungen darstellen, sondern neben den schon oben erwähnten Vorteilen ergibt sich auch eine erhebliche

Reduzierung der Untersuchungszeit, was besonders für die ambulante Durchführung einen erheblichen Vorteil bedeutet. Außerdem kommt es nur äußerst selten vor, daß Patienten vor Erreichen der Ischämiezeichen bzw. der Ausbelastungsherzschlagfrequenz die ergometrische Untersuchung wegen muskulärer Erschöpfung abbrechen müssen.

Die WHO empfiehlt zur Beurteilung der koronaren Durchblutungsverhältnisse bei Koronarkranken die Steigerungsstufen von 25 Watt/2 min.

3. Ist es wichtig die Umdrehungszahl am Ergometer konstant zu halten?

Die biologische Leistung kann bei gleicher ergometrischer Leistung in Watt differieren, wenn diese mit unterschiedlicher Drehzahl pro Minute erbracht wird. Das heißt, es ist nicht gleichgültig, ob z. B. 100 Watt mit einer Drehzahl von 30 oder 60 U/min geleistet werden [92]. Deshalb muß zur Reproduzierbarkeit der Ergebnisse auch bei drehzahlunabhängigen Ergometern eine konstante, vorgegebene Drehzahl eingehalten werden. Bei drehzahlabhängigen Ergometern ist eine konstante Einhaltung der Drehzahl ohnehin erforderlich, um die gewählte Leistung in Watt exakt zu erreichen. Für eine mittlere Belastung von 50–100 Watt empfiehlt sich nach den Standardisierungsvorschlägen [52] eine konstante Drehzahl von 50 U/min.

4. Welches EKG-Ableitungsprogramm sollte gewählt werden?

Vor Beginn der Ergometrie muß zunächst ein Ruhe-EKG mit den 12 Standardableitungen aufgezeichnet werden, damit ein frischer Herzinfarkt ausgeschlossen werden kann. Während der Ergometrie im Liegen können die üblichen Wilson-Ableitungen gewonnen werden. Steht nur ein 1-Kanalschreiber zur Verfügung, so sollte V_5 gewählt werden, da

hier bzw. in der Ableitung mit der größten R-Zacke in über 80% der Fälle die Ischämiereaktion nachgewiesen werden kann. Bei einem Dreifachschreiber empfehlen sich V_2, V_4, V_5 und bei einem 6-Kanalschreiber bevorzugen wir in der Routine die Ableitungen V_1–V_6. Andere Autoren [83, 123] empfehlen V_2, V_4, V_5 und die Extremitätenableitungen I–III. Dabei muß jedoch beachtet werden, daß auch bei einem modifizierten Ableitungsprogramm der Bein- und Armableitungen am Rumpf die Extremitätenableitungen durch Schwanken der Grundlinie und Muskelstromüberlagerung häufig gestört sind. Bei speziellen Fragestellungen (z. B. Verdacht auf Ischämie im Hinterwandbereich) können zusätzliche Ableitungen wie z. B. V_7–V_9 sehr nützlich sein.

Bei der Fahrradergometrie im Sitzen werden die Extremitätenelektroden so angelegt, daß ein verkleinertes Einthoven-Dreieck auf der Brust abgegriffen wird.

Die routinemäßige Registrierung des Ergo-EKGs erfolgt jeweils in den letzten 10 s jeder Minute während und über 5 min nach der Ergometrie.

5. Wann sollte ein Ergo-EKG durchgeführt werden?

Die Indikation zur Durchführung eines Ergo-EKGs sind vielfältig und bestimmen jeweils das methodische Vorgehen in bezug auf die Anfangsleistung, die Wahl der Steigerungsstufen und den Abbruch der Ergometrie.

Wie bereits erwähnt, kommt dem Ergo-EKG bei der Überprüfung der koronaren Durchblutungsverhältnisse eine vorrangige Bedeutung zu (Tabelle 2). Zum einen soll die nach anamnestischen Angaben wahrscheinliche Koronarinsuffizienz anhand von ST-Streckensenkungen und begleitenden pektanginösen Beschwerden objektiv erfaßt, aber auch im Schweregrad abgeschätzt werden. Dabei ist es wichtig zu dokumentieren, bei welcher Leistungsstufe bereits Zeichen der Koronarinsuffizienz nachweisbar werden, weil sich hieraus wichtige Informationen für die körperliche Belastbarkeit des Patienten in Beruf und Freizeit ergeben. Eine Überprüfung der koronaren Durchblutungsverhältnisse ist aber auch nach durchgemachtem Herzinfarkt besonders sinnvoll, da überprüft werden soll, ob neben der zum Infarkt führenden Stenose weiter kritische Koronarstenosen vorhanden sind, die die Prognose des Patienten wesentlich beeinflussen [104]. Außerdem kann hierdurch eine exaktere Überprüfung therapeutischer Maßnahmen, wie z. B. eines körperlichen Trainingsprogramms im Rahmen einer

Tabelle 2. Indikationen für ein Ergo-EKG

A. Überprüfung der koronaren Durchblutungsverhältnisse

1. Nachweis einer Koronarinsuffizienz bei pektanginösen Beschwerden und Abschätzung des Schweregrads
2. Bestimmung der körperlichen Belastbarkeit
3. Früherfassung einer noch asymptomatischen Koronarsklerose
4. Ausschluß einer koronaren Mangeldurchblutung bei funktionellen Beschwerden
5. Beurteilung der koronaren Durchblutungsverhältnisse nach Herzinfarkt
6. Überprüfung therapeutischer Maßnahmen (körperliches Training, medikamentöse Therapie, Bypassoperation)

B. Beurteilung von Rhythmusstörungen während körperlicher Belastung

1. Bei supraventrikulären und ventrikulären Extrasystolen
2. Bei Sinusbradykardie und bradykarden Ersatzrhythmen (z. B. Sportler)
3. Bei Störungen der sinuatrialen und atrioventrikulären Leitung
4. Bei Klagen der Patienten über anormales Herzschlagverhalten während körperlicher Belastung

C. Beurteilung der kardiopulmonalen Leistungsgrenze

1. Bei Herzklappenfehlern
2. Bei Zustand nach Klappenersatz

D. Nachweis einer subakuten Begleitmyokarditis

(Cave akute Myokarditis)

E. Kontrolle des Blutdruckverhaltens während ergometrischer Leistung

ambulanten Koronargruppe oder einer medikamentösen Therapie oder aber einer Bypassoperation, erfolgen. Darüber hinaus sollte ein Ergo-EKG durchgeführt werden zur Erfassung einer noch asymptomatischen Koronarsklerose, aber auch zum Ausschluß einer koronaren Mangeldurchblutung bei funktionellen Herzbeschwerden.

Von besonderem Wert ist das Ergo-EKG auch zur Beurteilung von in Ruhe auftretenden Rhythmusstörungen und deren Verhalten während körperlicher Belastung, wie z. B. Extrasystolen, Bradykardien, aber auch Reizleitungsstörungen. Außerdem kann das Ergo-EKG beim Nachweis einer subakut verlaufenden Begleitmyokarditis hilfreich sein [39].

6. Welche Kontraindikationen bestehen für die Durchführung eines Ergo-EKGs?

Um möglichen Schädigungen des Patienten durch die Untersuchung vorzubeugen, ist die exakte Einhaltung und Bewertung der Kon-

Tabelle 3. Kontraindikationen für ein Ergo-EKG

A. Absolute Kontraindikationen

1. Frischer Herzinfarkt (vor Ablauf von 3–6 Wochen)
2. Angina pectoris in Ruhe
3. Hämodynamisch stark wirksame Aortenstenose
4. Klinisch manifeste Herzinsuffizienz
5. Akute Karditis
6. Fieberhafter Infekt
7. Aneurysma dissecans
8. Frische Embolien im großen und kleinen Kreislauf
9. Phlebothrombose

B. Relative Kontraindikationen

1. Herzwandaneurysma
2. Große Infarktnarbe (z. B. fehlendes R in ganzer Vorderwand)
3. Schwerwiegende Herzrhythmusstörungen
4. Schwere pulmonale Hypertonie mit Cor pulmonale
5. Arterielle Hypertonie (über 220/120 mmHg)
6. Frequenzstarrer Herzschrittmacher
7. Neuromuskuläre oder muskuloskeletale Erkrankungen, die die Beweglichkeit einschränken

traindikation für ein Ergo-EKG unbedingt erforderlich. Dabei muß unterschieden werden zwischen absoluten und relativen Kontraindikationen (Tabelle 3). Bei letzteren ist bei zwingender Indikation und unter besonderen Vorsichtsmaßnahmen, z. B. kleine Steigerungsstufen und das Bereithalten von Intensivmaßnahmen, die Durchführung eines Ergo-EKGs möglich.

7. Welches sind die objektiven Kriterien einer Koronarinsuffizienz im Ergo-EKG?

Bei der Beurteilung eines Ergo-EKGs muß berücksichtigt werden, ob der Patient bereits einen Herzinfarkt erlitten hat und im EKG eine Narbe sichtbar ist. Vor Auftreten eines Myokardinfarkts, also ohne Nachweis einer Infarktnarbe, gilt beweisend für eine koronare Herzerkrankung die Senkung der ST-Strecke in den Extremitätenableitungen von mehr als 0,05 mV und in den Brustwandableitungen von mehr als 0,1 mV unter die isoelektrische Strecke [8, 103]. Als koronarhypoxisch gelten dabei der horizontale, der deszendierende und der nach oben konvexbogenförmige ST-Streckenverlauf, der durch eine Ischämie der besonders empfindlichen Ventrikelinnenschicht hervorgerufen wird.

Als Referenzlinie wird die PQ-Strecke herangezogen, und es gilt, daß die Diagnose um so sicherer gestellt werden kann, je tiefer der Abgang der ST-Strecke ist. Besteht lediglich eine Senkung zu Beginn des ST-Segments am sog. „junction point" (j-Form), so handelt es sich um eine nichtpathologische aszendierende ST-Streckensenkung. Allerdings muß auch eine langsam ansteigende Form spätestens nach 0,7 s [123] die isoelektrische Strecke wieder erreicht haben. Die alleinige T-Negativierung ist nicht koronarhypoxischer Natur, wogegen negative U-Wellen und neuauftretende Schenkelblockbilder Hinweise auf eine Koronarinsuffizienz geben können [15].

Als Sonderform der Myokardischämie findet sich gelegentlich eine ST-Streckenanhebung im Sinne einer reversiblen transmuralen Reaktion bei der Prinzmetal-Angina-pectoris. Diese Form wird durch reversible Spasmen im Bereich hochgradiger proximaler Stenosen hervorgerufen.

8. Gibt es falschpositive Befunde im Ergo-EKG?

Um falschpositive Befunde zu vermeiden, müssen bei der Beurteilung des Ergo-EKGs eine Anzahl von Einflüssen beachtet und differentialdiagnostisch erwogen werden, weil sie pathologische ST-Streckensenkungen vortäuschen können (Tabelle 4). Von besonderer Wichtigkeit ist es, medikamentöse Störfaktoren anamnestisch abzuklären und z. B. Digoxinpräparate 14 Tage und Digitoxinpräparate 3 Wochen vor der Untersuchung abzusetzen, da sich digitalisinduzierte ST-Streckensenkungen von ischämischen nicht unterscheiden lassen.

In der Praxis bedeutungsvoll sind auch die durch eine Hypokaliämie, z. B. bei Saluretikatherapie und Laxanzienabusus hervorgerufene ST-Streckensenkungen, die sich nach Kaliumsubstitution nicht mehr nachweisen lassen.

Tabelle 4. Falschpositive Belastungsreaktionen im EKG

A. Medikamentöse Therapie

1. Herzglykoside
2. Antiarrhythmika (Chinidin, Ajmalin)
3. Saluretika und Laxanzien (Hypokaliämie)
4. β-Rezeptoren-Stimulatoren (Orciprenalin)
5. Psychopharmaka (trizyklischer Natur, Lithium)

B. Reizleitungsstörungen

1. WPW-Syndrom
2. Kompletter Schenkelblock (Beurteilung in V_5, V_6 möglich bei Rechtsschenkelblock)

C. Vegetative Einflüsse

1. Positive Reaktion bereits im Steh-EKG

D. Technische Einflüsse

1. Schwankung der Grundlinie
2. Artefakte

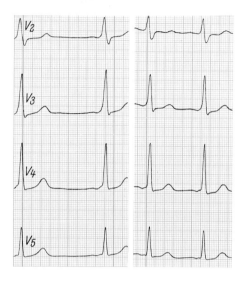

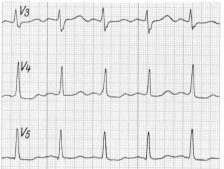

Abb. 16. Das Ruhe-EKG zeigt bei einem 26jährigen Patienten ein WPW-Syndrom in Ruhe (links V_2, V_3, V_4, V_5) und die sich bei 100 Watt ausbildende ST-Streckensenkung, die nicht hypoxischer Natur sind. Unten findet sich bei einer 35jährigen Patientin mit unauffälligem Koronarangiogramm ein bei 80 Watt auftretendes intermittierendes WPW-Syndrom mit deutlicher Senkung des ST-Streckensegments (1., 3. und 5. QRS-Komplex)

Auch die Senkungen beim WPW-Syndrom sind durch abnorme Kammererregungen bedingt und somit nicht hypoxischer Natur (Abb. 16). Beim kompletten Linksschenkelblock ist eine Beurteilung nicht möglich, da die sich bei Belastung ausbildenden ST-Streckensenkungen auch bei intakten Koronarsystemen gefunden werden [83] (Abb. 17). Beim kompletten Rechtsschenkelblock ist eine Beurteilung in V_5 und V_6 möglich [146].

ST-Streckensenkungen, die sich besonders bei vegetativ labilen Jugendlichen bereits im Steh-EKG nachweisen lassen, kommt keine pathologische Bedeutung zu [8] (Abb. 18).

Ein häufiger Fehler in der Bewertung der ST-Strecke liegt darin, daß Schwankungen der Grundlinie im EKG fälschlicherweise als ST-Streckensenkungen mißgedeutet werden (Abb. 19). Deshalb sollte die ST-Strecke nur dann beurteilt werden, wenn die Spitze von mindestens 2 oder besser 3 R-Zacken auf gleicher Höhe steht. Da dies besonders im höheren Leistungsbereich und stark atmenden Patienten während Ergometrie nicht immer möglich ist, sollte stets bei der Durchführung eines Ergo-EKGs unmittelbar nach Beendigung der Ergometrie das EKG registriert werden. Dabei muß man vorher den Patienten über die Wichtigkeit dieser Registrierung informieren und ihn bitten, sofort nach Stopzeichen den Körper völlig ruhig zu halten und trotz Luftnot für 10 s nicht zu atmen. Unter diesen Bedingungen gelingt es nahezu ohne Ausnahme ein EKG ohne größere Schwankungen der Grundlinie und somit eine gute Beurteilung der ST-Streckensenkung zu erhalten, wobei der Herzfrequenzabfall in den ersten 15 s nach Ergometrie nicht so entscheidend ist, daß die diagnostische Aussagekraft des Ergo-EKGs darunter entscheidend leiden würde.

9. Welche Bedeutung kommt dem Ergo-EKG nach durchgemachtem Herzinfarkt zu?

Besonders bei Zustand nach Myokardinfarkt liefert das Ergo-EKG wertvolle diagnostische, aber vor allem auch prognostische Aufschlüsse. Nach Becker u. Kober [8] sind folgende Reaktionen möglich:

1. Ischämische ST-Streckensenkungen treten nicht auf, d.h. es ist mit größter Wahrscheinlichkeit damit zu rechnen, daß außer der Stenose, die zum Infarkt führte, keine weiteren kritischen Stenosen bestehen und

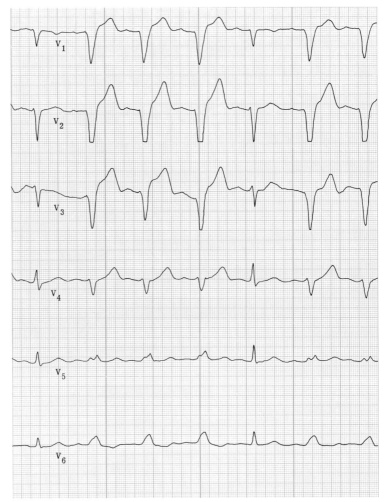

Abb. 17. EKG während der Ergometrie bei einem 54jährigen Patienten, der belastungsabhängig einen Linksschenkelblock entwickelt (3.–5. QRS-Komplex), wobei es zu deutlicher Absenkung der ST-Strecke kommt, die nicht hypoxischer Natur ist. Beim 5. QRS-Komplex kommt es wieder zu einer normalen Überleitung im linken Tawara-Schenkel und somit zu einer normalen ST-Strecke

damit eine günstige Prognose vorausgesagt werden kann.

2. Kommt es z. B. bei durchgemachtem Hinterwandinfarkt zu ischämischen ST-Streckensenkungen im Vorderwandbereich, so spricht dies für eine weitere hochgradige Stenose außerhalb des alten Infarktgebiets. Nach Untersuchungen von Rochmis u. Blackburn [127] verstarben innerhalb von 3 Jahren 37% an einem Reinfarkt, wenn ST-Streckensenkungen nachweisbar waren.

3. In den Ableitungen mit Infarktresiduen kommt es zur Anhebung der ST-Strecke bzw. T-Überhöhung oder T-Positivierung – (Abb. 20). Diese Veränderungen sind nicht koronarhypoxischer Natur und sprechen für das Vorhandensein eines dyskinetischen Myokardbezirks oder eines Herzwandaneurysmas, ohne daß allerdings eine

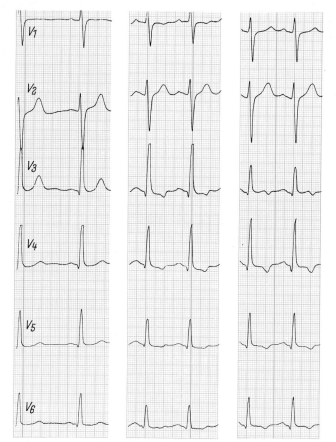

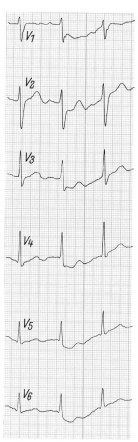

Abb. 18. EKG eines 19jährigen Patienten mit einer sympathikotonen Kreislaufregulationsstörung, der bei 100 Watt ST-Streckensenkungen mit präterminal negativen T-Wellen entwickelte, die bei unauffälligem Ruhe-EKG (links) schon durch ein Steh-EKG (rechts) provoziert werden konnten

Abb. 19. Nicht pathologische ST-Streckensenkung des 2. QRS-Komplexes, die durch eine Schwankung der Grundlinie hervorgerufen wird

Aussage über die Größe hieraus möglich ist.

Bei der Beurteilung von ST-Streckensenkungen muß berücksichtigt werden, daß aufgrund von Untersuchungen von Henkels u. Blümchen [69] tageszeitliche Schwankungen der Belastungskoronarinsuffizienz bestehen und der Nachweis am besten gegen 8.00 Uhr morgens gelingt. Dieses muß bei der Beurteilung genauso gewertet werden wie die Tatsache, daß z. B. β-Rezeptorenblocker und Nitrate oder Calziumantagonisten die Belastbarkeit auf dem Fahrradergometer wesent-lich verbessern können und somit eine koronare Herzkrankheit maskieren.

10. Wie soll die Befunddokumentation erfolgen?

In der schriftlichen Befundung eines Ergo-EKGs sollte neben dem Ausmaß und der Lokalisation der ST-Streckensenkung auch stets die dabei erreichte Leistungsstufe in Watt und vor allem auch die Herzschlagfrequenz angegeben werden. Als Beispiel sei angeführt: Es findet sich eine ST-Streckensenkung

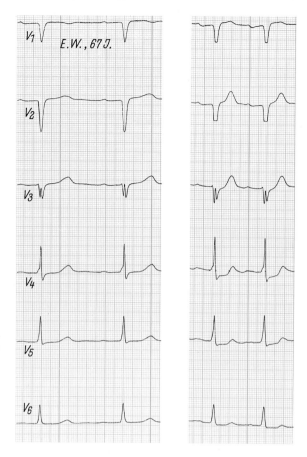

Abb. 20. 67jähriger Patient mit Zustand nach basisnahem Vorderwandinfarkt im Ruhe-EKG (links). Deutlich aufgerichtete T-Wellen in V_1 bis V_3 als Zeichen einer Wanddyskinesie während der Ergometrie bei 100 Watt und einer erreichten Herzschlagfrequenz von 108 Schlägen/min (rechts) und außerdem ausgeprägte ST-Streckensenkungen um V_4 bis V_6 als Ausdruck einer zusätzlichen kritischen Koronarstenose

in V_4 bis V_6 von maximal 0,2 mV in V_5 bei 110 Watt und einer erreichten Herzschlagfrequenz von 123 Schlägen/min. Von besonderer Wichtigkeit ist es, darüber hinaus genau zu protokollieren, ob der Patient auch subjektive Anzeichen einer koronaren Herzerkrankung auf der Leistungsstufe im Sinne einer pektanginösen Symptomatik aufwies. Hierdurch wird die Aussagekraft der ST-Streckensenkung wesentlich erhöht. Wird auf der letzten Leistungsstufe eine hypoxisch bedingte Angina pectoris vom Patienten beklagt, so kommt es typischerweise in den ersten 30 s nach Abbruch zu einem deutlichen Nachlassen der Beschwerdesymptomatik. Auch dies ist als ein guter klinischer Parameter zu werten und sollte dokumentiert werden. Grundsätzlich sollte vermerkt werden, aus welchem Grund der Abbruch der ergometrischen Leistung erfolgt: z. B. subjektive bzw. objektive Kriterien der Koronarinsuffizienz, Auftreten von Rhythmusstörungen oder abnormes Blutdruckverhalten.

11. Wie ist die Treffsicherheit des Ergo-EKGs beim Nachweis einer Koronarinsuffizienz und die Korrelation zur Koronarangiographie?

Unter Berücksichtigung der oben aufgeführten Störfaktoren und der Voraussetzung, daß die ischämische ST-Senkung in Form und Ausprägung einwandfrei nachgewiesen wurde, ist in 80–100% bei positivem Ergo-EKG

66j Pat.m.

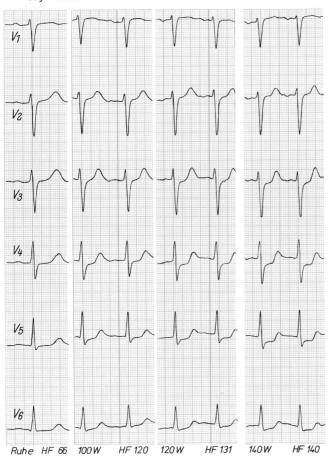

Abb. 21. Bei der 60jährigen Patientin zeigt sich die Bedeutung des Erreichens der Ausbelastungsherzfrequenz zum Nachweis einer Koronarinsuffizienz. In Ruhe und noch bei 100 Watt und einer dabei erreichten Herzfrequenz von 120 Schlägen/min findet sich ein unauffälliges EKG. Doch bei einer Herzfrequenz von 131 Schlägen/min und 120 Watt finden sich Senkungen der ST-Strecke, besonders in V_4 und V_5, die bei einer Herzfrequenz von 140 min^{-1} hochsignifikant werden

mit einer wenigstens 50%igen Stenose im Koronarangiogramm zu rechnen [78, 101].

Da die Ischämiereaktion je nach Lokalisation der Stenose und dem Stenosegrad schon bei niedrigen Belastungen oder aber erst bei erschöpfender Belastung auftritt, wird es immer dann eine falsch negative Aussage, d. h. normales Ergo-EKG bei pathologischem Koronarangiogramm, geben, wenn die Ausbelastungsherzschlagfrequenz nicht erreicht wird (Abb. 21).

Untersuchungen von Schmutzler et al. [137] an 100 Patienten mit koronarer Herzerkrankung, von denen 85 ein positives Ergo-EKG aufwiesen, ergaben, daß bei 24 Patienten der Nachweis der ST-Senkung erst bei 100–150 Watt, bei 8 sogar erst über 150 Watt gelang.

Ein falsch negatives Ergo-EKG findet sich verständlicherweise auch bei Patienten mit Zustand nach transmuralem Herzinfarkt und Eingefäßerkrankung. Das alte Infarktgebiet ist durch eine Narbe ersetzt und wird nicht mehr ischämisch, wogegen sich im Koronarangiogramm noch die Stenose nachweisen läßt. Es muß auch berücksichtigt werden, daß bei alleiniger Stenosierung der rechten Kranzarterie trotz pektanginöser Beschwerden der Nachweis einer ST-Senkung in seltenen Fällen nicht gelingt [107]. Im allgemeinen kann jedoch bei fehlender ST-Senkung nach Erreichen der Ausbelastungsherzschlagfrequenz mit hoher Sicherheit eine Koronarinsuffizienz ausgeschlossen werden.

Nach Untersuchungen von Rentrop u. Roskamm [124] besteht eine gute Korrelation zwischen dem Ausmaß der ST-Streckensenkung und der Anzahl der befallenen Gefäße. Bei ST-Senkungen von 0,2–0,3 mV im Ergo-EKG ist in 80% der Fälle mit einer Zwei- und in 60% mit einer Dreigefäßstenose im Koronarangiogramm zu rechnen. ST-Senkungen von über 0,3 mV lassen in 90% der Fälle eine Dreigefäßstenose erwarten. Unter Berücksichtigung der Klinik weisen Patienten mit ST-Senkungen und fehlender Angina-pectoris-Symptomatik während der Belastung überwiegend eine Eingefäßstenose auf. Nach Untersuchungen von Doyle u. Kinch [23] wiesen 85% dieser zunächst asymptomatischen Patienten nach 5 Jahren eine Angina pectoris auf, erlitten einen Herzinfarkt oder verstarben an plötzlichem Herztod.

Eine falschpositive Aussage, d.h. positive EKG-Kriterien bei unauffälligem Koronarangiogramm, ergibt sich besonders dann, wenn ST- und QRS-Veränderungen bereits in Ruhe von der Beurteilung nicht ausgeschlossen werden. Nach Untersuchungen von Schüren et al. [138] finden sich allerdings auch in 5% der 20- bis 29jährigen, in 20% der 30- bis 39jährigen und in 38% der 40- bis 49jährigen Frauen eine für myokardiale Ischämie typische EKG-Veränderung trotz unauffälliger Koronarien, die nach einem Kaliumtrunk zum großen Teil nicht mehr nachweisbar waren.

Die diagnostische Aussagekraft des Ergo-EKGs und der Koronarangiographie ist grundsätzlich verschieden, so daß beide Methoden nicht als konkurrierende, sondern sich ergänzende Untersuchungsverfahren angesehen werden müssen. Das Ergo-EKG soll unter Einbeziehung der zirkulatorischen und metabolischen Veränderungen der Skelettmuskulatur den Funktionszustand des Myokards überprüfen. Je nach Schwere des Befunds wird dann das weitere diagnostische und therapeutische Vorgehen bestimmt, wie z.B. Suche nach Risikofaktoren, präventives Training bzw. medikamentöse Behandlung oder aber die Indikationsstellung zur Koronarangiographie zur Vorbereitung einer operativen Therapie.

12. Welche Abbruchkriterien für ergometrische Untersuchungen sind zu beachten?

Um untersuchungsbedingten Gefährdungen des Patienten vorzubeugen, ist neben der Beachtung der Kontraindikationen für ergometrische Untersuchungen und der richtigen Wahl der Leistungs- und Steigerungsstufen (nicht größer als 10 Watt/1 min bzw. 25 Watt/

Tabelle 5. Abbruchkriterien bei ergometrischen Untersuchungen

A. Auftreten von Beschwerden

1. Angina-pectoris-Anfall
2. Ausgeprägte Dyspnoe
3. Muskuläre Erschöpfung

B. Nachweis elektrokardiographischer Veränderungen

1. ST-Streckensenkung über 2–3 mm
2. ST-Streckenanhebung über 1 mm im Sinne einer Prinzmetal-Angina-pectoris
3. Gehäufte, multifokale supraventrikuläre und ventrikuläre Extrasystolen in Zweier- und Dreierketten, in Salven und beim R- auf T-Phänomen; paroxysmale Tachykardien
4. Überleitungsstörungen, wie AV-Block II. und III. Grades
5. Erregungsausbreitungsstörungen, wie z.B. Linksschenkelblock

C. Abnorme Blutdruckreaktionen

1. Anstieg des systolischen Blutdrucks über 250 mmHg und/oder des diastolischen Blutdrucks über 130–150 mmHg (nach klinischem Bild)
2. Ausbleiben eines Blutdruckanstiegs und besonders Abfall des systolischen Drucks während der ansteigenden Ergometrie

D. Erreichen der Ausbelastungsherzschlagfrequenz

1. 190 minus Alter in Lebensjahren
2. Ausbleibender Herzfrequenzanstieg trotz Steigerung der Leistung

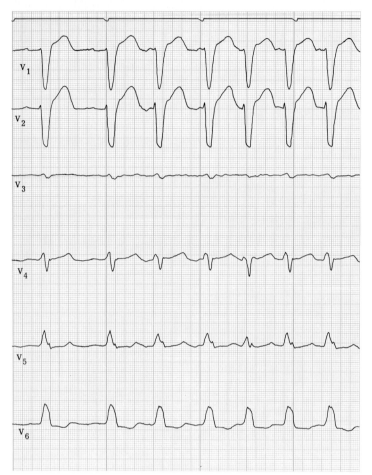

Abb. 22. Ergo-EKG eines 64jährigen Patienten mit koronarer Herzkrankheit, der, bei unter Ruhebedingungen bestehendem Linksschenkelblock, während der Ergometrie eine supraventrikuläre Tachykardie entwickelte

2 min) vor allem auch die Beachtung der Abbruchkriterien von besonderer Bedeutung.

Der Untersucher muß auf das Auftreten subjektiver Beschwerden, auf den Nachweis elektrokardiographischer Veränderungen sowie auf abnorme Blutdruckreaktionen achten (Tabelle 5). Dabei ist bei der koronaren Herzkrankheit neben der Bewertung der ST-Strecke im EKG (s. Abb. 20) die Bewertung der Beschwerdesymptomatik von klinischem Wert, zumal myokardiale Ischämiereaktionen mit dem üblicherweise angewandten Ableitungsprogramm [107] nicht immer sicher erfaßt werden können und einer typischen belastungsabhängigen und zunehmenden Angina pectoris eine hohe diagnostische Treffsicherheit zukommt. Auch eine ausgeprägte Dyspnoe muß als Abbruchkriterium ernst genommen werden, da sie Ausdruck eines beginnenden Linksherzversagens sein kann und der Patient bei Nichtbeachtung in ein Lungenödem ergometriert wird (Tabelle 5).

Da die in Tabelle 5 und in den Abb. 22 u. 23 aufgeführten tachykarden Rhythmusstörungen Vorboten letaler Arrhythmien sein kön-

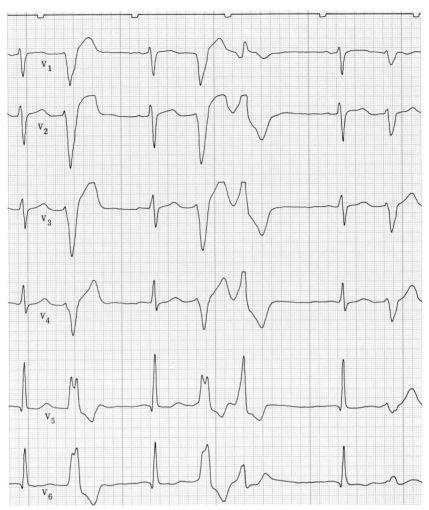

Abb. 23. Ergo-EKG eines 56jährigen Koronarkranken, der schon bei 30 Watt polytope ventrikuläre Extrasystolen aus drei verschiedenen Zentren, davon einmal als Couplets entwickelte. Absolute Indikation zum Abbruch der Ergometrie

nen, sollte besonders bei Patienten mit koronarer Herzkrankheit und Kardiomyopathien die Ergometrie umgehend abgebrochen werden. Dies gilt auch für das Auftreten eines AV-Blocks III. Grads (Abb. 24).

Beim Auftreten eines belastungsabhängigen Linksschenkelblocks (s. Abb. 17) kann der erfahrene Untersucher bei genauer Kenntnis der Krankengeschichte den Patienten bis zum Auftreten subjektiver Beschwerden weiter ergometrieren.

Die Kontrolle des Blutdruckverhaltens während des Ergo-EKGs sollte nicht nur mit der Absicht erfolgen, bei überhöhten Belastungsblutdrücken von über 250/130–150 mmHg (je nach klinischem Bild) den Test abzubrechen. Vielmehr sollte das Ziel sein, die Hypertonie als Risikofaktor Nr. 1 für die Koronarsklerose anhand der gemessenen Werte diagnostisch zu bewerten bzw. im Schweregrad abzuschätzen und therapeutische Konsequenzen einzuleiten [55].

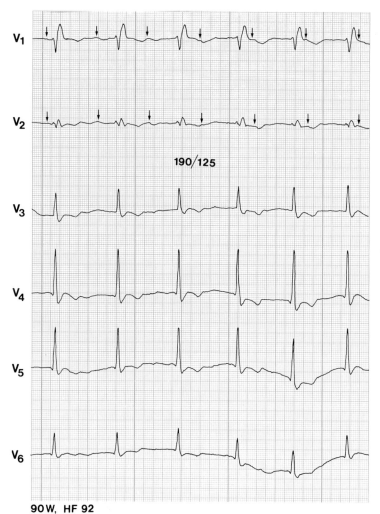

190/125

90 W, HF 92

Abb. 24. Ergo-EKG eines 64jährigen Patienten bei 90 Watt. Es kam auf dieser Leistungsstufe zu einem totalen A-V-Block 3. Grades mit einem sekundären Ersatzrhythmus. Die Pfeile markieren jeweils die P-Wellen

Als Abbruchkriterium von besonderer Bedeutung ist das Ausbleiben eines Blutdruckanstiegs und vor allem der Abfall des systolischen Blutdrucks zu bewerten (Abb. 25). Nach Roskamm [129] spricht ein Blutdruckabfall in Verbindung mit einer ST-Streckensenkung für eine ausgeprägte linke Hauptstammstenose. Nach Irving [74] gilt der fehlende Anstieg des Blutdrucks als ein pathologisch bedeutenderer Befund als der Nachweis von ST-Streckensenkungen und ist Ausdruck einer nachlassenden Pumpleistung des linken Ventrikels.

Aus diagnostischer Sicht darf zur Vermeidung falschnegativer Ergebnisse eine ergometrische Untersuchung zum Nachweis einer Koronarinsuffizienz nicht abgebrochen werden, bevor die sog. Ausbelastungsherzschlagfrequenz erreicht ist. Zur Ermittlung dieser Grenzfrequenz, die bei 85% der altersabhängigen maximalen Herzfrequenz liegt, kann die Faustregel 190 minus Alter in Lebensjah-

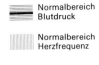

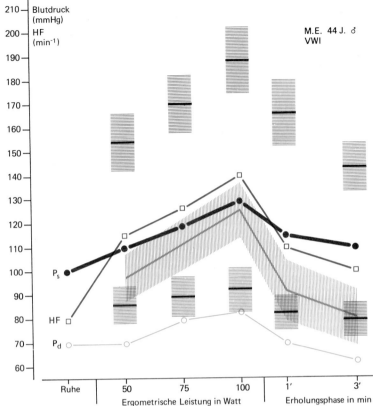

Abb. 25. Verhalten des systolischen (P_s) und diastolischen (P_d) Blutdrucks sowie der Herzfrequenz (HF) während und nach Ergometrie bei einem Patienten mit einer koronaren Dreigefäßerkrankung und Zustand nach ausgedehntem Vorderwandinfarkt. Die Säulen geben die jeweiligen Normalwerte des systolischen und diastolischen Blutdruckes an, der durchgehend schraffierte Bereich das während und nach Ergometrie zu erwartende Herzfrequenzverhalten. Aufgrund der schlechten Pumpleistung des linken Ventrikels kommt es kaum zum Anstieg des systolischen Blutdrucks und zu einem kompensatorisch verstärkten Herzfrequenzverhalten

ren herangezogen werden. Allerdings sind ältere Patienten und solche mit koronarer Herzkrankheit manchmal nicht in der Lage, die obengenannten Grenzherzschlagfrequenzen zu erreichen. Findet man bei diesen Patienten trotz Steigerung der Leistungsstufe keinen weiteren Herzfrequenzanstieg, so ist die Ergometrie abzubrechen.

13. Wie ist die Komplikationsrate bei ergometrischen Untersuchungen?

Grundvoraussetzung für eine niedrige Komplikationsrate bei ergometrischen Tests ist die Sorgfalt des untersuchenden Arztes. Diese erstreckt sich auf:

1. stete Anwesenheit während der Untersuchung,
2. genaue Kenntnis der Kontraindikationen,
3. richtige Wahl der Leistungs- und Steigerungsstufen,
4. genaue Kenntnis der Abbruchkriterien.

Aber selbst bei Beachtung dieses Anforderungskatalogs lassen sich auch lebensbedrohliche Komplikationen nicht immer vermeiden.

Für die USA berichteten Rochmis u. Blackburn [127] über eine Mortalitätsrate von 1: 10 000 bei insgesamt 170 000 Belastungstests, wobei die Todesursache ausschließlich Myokardinfarkte waren.

Scherer u. Kaltenbach [136] werteten die Ergebnisse von 198 deutschen Untersuchungsstellen aus. Bei 353 638 untersuchten Sportlern kam es zu keinen schwerwiegenden Komplikationen. Dagegen wiesen die 712 285 ergometrisch untersuchten Patienten mit einer koronaren Herzkrankheit bei 17 Todesfällen eine Mortalitätsrate von 1:42 000 auf (Tabelle 6). Die Anzahl der lebensbedrohlichen Komplikationen betrug 1:7 500. Diese lebensbedrohlichen Komplikationen wurden in 17 Fällen durch ein Lungenödem, in 10 Fällen durch einen Myokardinfarkt und in 52 Fällen durch Rhythmusstörungen, die eine Defibrillation notwendig machten, hervorgerufen.

Samek u. Roskamm [133] berichteten bei 19 299 in Bad Krozingen durchgeführten Ergo-EKGs über 1 Patienten mit Kammerflimmern und 4 mit Myokardinfarkt, von denen 2 verstarben.

Die einzige prospektive Studie zur Analyse der Komplikationsrate bei ergometrischen Untersuchungen liegt aus Schweden vor [7]. Es handelt sich um eine multizentrische Studie, an der sich 20 Untersuchungsstellen beteiligten und in der in einem Zeitraum von 18 Monaten insgesamt 50 000 Ergometrien ausgewertet werden konnten. Die Komplikationsrate betrug 18,4 und die Todesrate 0,4 auf 10 000 Ergometrien (Tabelle 7).

Tabelle 8 zeigt das prozentuale Auftreten von Komplikationen in Abhängigkeit von der Höhe der ergometrischen Leistungsstufe. Der überwiegende Anteil lebensbedrohlicher Komplikationen trat bereits im Leistungsbereich von unterhalb 100 Watt auf, wobei auf die hohe Inzidenz an Myokardinfarkten schon unterhalb von 50 Watt besonders hin-

Tabelle 6. Häufigkeit lebensbedrohlicher Komplikationen bei Ergometrie in der BRD. (Nach Scherer u. Kaltenbach [136])

Ergebnisse von 198 Untersuchungsstellen

a) Bei 353 638 Sportlern keine schwerwiegenden Komplikationen
b) Bei 712 285 Patienten mit KHK

Lungenödem	17
Myokardinfarkt	10
Rhythmusstörung mit Defibrillation	52
Todesfälle	17 → Mortalitätsrate 1:42 000
Lebensbedrohliche Komplikationen	96 → Rate 1 : 7 500

Tabelle 7. Häufigkeit lebensbedrohlicher und tödlicher Komplikationen bei Ergometrie in Schweden. (Nach Atterhög et al. [7])

In 20 Untersuchungsstellen 50 000 Ergometrien

Komplikationen	n	Todesfälle
Bradyarrhythmie	6	1
SV-Tachyarrhythmie	17	–
Ventrikuläre Tachykardie	29	–
Kammerflimmern	1	–
Erregungsausbreitungsstörung	2	–
Myokardinfarkt	7	1
Lungenödem	2	–
Zerebrovaskuläre Läsionen	2	–
Komplikationsrate:	18,4 auf 10 000 Ergometrie	
Todesrate:	0,4 auf 10 000 Ergometrie	

zuweisen ist. Daraus ist zu folgern, daß gerade die ersten Leistungsstufen besonders sorgsam überwacht werden müssen.

Auch das prozentuale Auftreten von Komplikationen in Abhängigkeit von der Höhe des Blutdrucks verdeutlicht (Tabelle 9), daß die größten zu erwartenden Gefahren im Bereich normaler Blutdruckwerte während Ergometrie bzw. auf niedriger bis mittlerer Leistungs-

Tabelle 8. Prozentuales Auftreten von Komplikationen bei Ergometrie in Abhängigkeit von der Leistungsstufe. (Nach Atterhög et al. [7])

Komplikationen	Ergometrische Leistung in Watt			
	< 50	51–100	101–150	151–200
Supraventrikuläre Tachyarrhythmie	12	35	47	6
Ventrikuläre Tachykardie	16	47	27	10
Abfall RR syst. > 25 mmHg	16	68	8	8
Myokardinfarkt	57!	29	14	–

Tabelle 9. Prozentuales Auftreten von Komplikationen bei Ergometrie in Abhängigkeit vom Blutdruck. (Nach Atterhög et al. [7])

	Systolischer Blutdruck (mmHg)			
	< 150	151–200	201–250	250
Supraventrikuläre Tachyarrhythmie	6	65	29	–
Ventrikuläre Tachykardie	21	39	36	4
Abfall RR syst. > 25 mmHg	28	48	20	4
Myokardinfarkt	29	57	14	–

Tabelle 10. Apparative und medikamentöse Notfallausrüstung

1. Apparative Notfallausrüstung

a) Telefon
b) Defibrillator
c) Beatmungsmaske mit Beatmungsbeutel
d) evtl. Intubationsbesteck

2. Medikamentöse Notfallausrüstung

a) Kardiaka
   (Nitropräparate, Digitalis)
b) Schmerz- bzw. Beruhigungsmittel
   (Tranquilizer, Opiate)
c) Antiarrhythmika
   (Lidocain, β-Rezeptorenblocker, Verapamil, Atropin, Orciprenalin)
d) Infusionslösungen
   (5% Dextrose, Natriumbikarbonat)
e) Diuretika
   (Furosemid)

3. Sauerstoff

stufe zu erwarten sind. Es zeigt sich deutlich, daß der überhöhte Belastungsblutdruck keinen guten Indikator für den Abbruch einer Ergometrie bzw. zur Senkung der Komplikationsrate darstellt. Auf die große klinische Bedeutung eines fehlenden oder sogar abfallenden systolischen Blutdrucks während Ergometrie wurde bereits hingewiesen.

14. Welche Sicherheitsvorkehrungen bei ergometrischen Untersuchungen sollten getroffen werden?

Um lebensbedrohliche Komplikationen zu beherrschen, ist eine apparative und medikamentöse Notfallausrüstung unverzichtbar (Tabelle 10). Dabei ist das griffbereite Telefon zur sofortigen Benachrichtigung des Notarztwagens besonders bedeutungsvoll, da hier viel zu häufig kostbare Zeit verloren geht.

Gerade in letzter Zeit wurde wiederholt über die Notwendigkeit eines Defibrillators zur Beseitigung eines während der Belastung auftretenden Kammerflimmerns diskutiert. Kaltenbach berichtet [78], daß der Einsatz eines Defibrillators bei 50 000 Untersuchungen nicht ein einziges Mal notwendig war. Auch im Institut für Leistungsmedizin war bei mehreren Tausend ergometrischen Untersuchungen an Herzkranken in keinem Fall eine Defibrillation notwendig. Das heißt jedoch nicht,

daß bei ergometrischen Untersuchungen an
Patienten mit koronarer Herzkrankheit ein
Defibrillator nicht bereitstehen sollte. Allein
die Möglichkeit des Auftretens eines Kammerflimmerns und die Beseitigung dieses lebensbedrohlichen Zustands durch Defibrillation erfordert das Vorhandensein eines Defibrillators.

Vorhanden sein sollte außerdem ein Intubationsbesteck bzw. eine Beatmungsmaske mit
Beatmungsbeutel, ein Infusionsbesteck mit
Infusionslösung (5%ige Dextrose, Natrium-
bicarbonat) sowie Arzneimittel wie Nitroglycerin, Digoxin, Orciprenalin, Atropin und

Antiarrhythmika, wie z. B. Lidocain, Verapamil und β-Rezeptorenblocker. Außerdem
sollten Opiate und intravenös verabreichbare
Tranquilizer zur Verfügung stehen.

Aus dieser kurzen Aufstellung kann schluß-
gefolgert werden, daß bei richtigem methodischen Vorgehen und bei Beachtung der Abbruchkriterien und Bereithalten einer funkti-
onstüchtigen Notfallausrüstung das Ergo-
EKG als risikoarme Untersuchungsmethode
angesehen werden muß. Dieses setzt jedoch
voraus, daß der untersuchende Arzt über eine
ausreichende Kenntnis und Sorgfalt verfügt.

E. Anhang

Empfehlungen zur Durchführung ergometrischer Untersuchungen

Aufgrund früherer Standardisierungsvorschläge, neuer Forschungsergebnisse, weiterer Erfahrungen und der Abstimmung beim IV. Internationalen Seminar für Ergometrie 1981 wird die Anwendung folgender Standardisierungsvorschläge von der Arbeitsgruppe für Ergometrie des International Council of Sports and Physical Education (ICSPE) der UNESCO empfohlen [52]:

1. Standardergometer entsprechend den ICSPE-Vereinbarungen von 1965 (runde Schwungmasse, 100 kg, gleicher Durchmesser, Trägheitsmoment 5,55 kg·m² bei gleicher Umdrehungszahl von Schwungmasse und Kurbel. Unterschiedliche Schwungmassen und Umdrehungszahlen, aber mit gleicher kinetischer Energie können ebenfalls verwandt werden. Kurbellänge oder Doppelkurbellänge: 33,3 cm).

2. Drehzahlen von 50 (± 10) U/min (bei submaximalen Leistungen) bzw. von 60–100 U/min (im maximalen Leistungsbereich) (> –2 s von HF_{max}.).

3. Leistungsstufen bestimmter Größe und Dauer. Anzuwenden sind:

   a) Stufen von 10 Watt/1 min oder 25 Watt/2 min für Probanden mit eingeschränkter Leistungsbreite, auch bei Kindern und Jugendlichen (Beginn mit 25, 30 oder 50 Watt).

   b) Stufen von 25 Watt/2 min für Probanden (weiblichen und männlichen) mit erwarteter mittlerer Leistungsbreite (Beginn mit 50 oder 75 Watt).

   c) Stufen von 25 Watt/2 min oder 50 Watt/3 min für Probanden mit erwarteter großer Leistungsbreite (Beginn mit 100 der 150 Watt).

   d) Bei allen Probanden sind mindestens 3 Leistungsstufen anzuwenden.

   e) Als relativ gleiche Standardleistung wird 1 Watt/1 kg KG von 3 oder 6 min Dauer empfohlen.

   f) Zur Bestimmung maximaler ergometrischer Meßgrößen sind Stufen von 25 Watt/1 min oder 50 Watt/2 min zu verwenden. Für Probanden bzw. Patienten mit eingeschränkter Leistungsbreite können Stufen von 10 Watt/1 min erforderlich sein. Die gesamte Dauer aller Leistungsstufen soll mindestens 6, aber nicht mehr als 12 min betragen.

   g) In begründeten Ausnahmefällen kann von diesen generellen Regeln abgewichen werden, wenn das Untersuchungsgut oder der Untersuchungszweck es erfordern. Die Begründung ist im Untersuchungsprotokoll anzugeben.

4. Definierte Leistungsumsatzbedingungen nach den Vereinbarungen des ICSPE müssen eingehalten werden.

   a) Die Ernährung vor dem Untersuchungstag ist möglichst wenig zu ändern. Bis zu 3 h vor der Untersuchung ist eine kleine Kohlenhydratmahlzeit erlaubt (zwei Schnitten Brot mit Aufstrich und ein Glas Flüssigkeit, z. B. Wasser, Fruchtsaft, Milch).

   b) Am Vortag sind größere physische und psychische Beanspruchungen, am Untersuchungstag auch kleine körperliche sowie andere Beanspruchungen zu vermeiden, weil sie den Leistungsumsatz bei ergometrischen Untersuchungen verändern können.

c) Der Untersuchungsvorgang ist dem Probanden zu erklären. Außenreize sind weitmöglichst abzuschalten, z. B. Lärm, Unterhaltung, Zugluft, Blick auf verkehrsreiche Straße usw.

d) Vor Beginn der Untersuchung soll der Proband minimal 10 min sitzend, besser liegend, ruhen.

e) Die Raumtemperatur soll $+18°$ bis $+22\,°C$ betragen und $+16°$ bis $+24\,°C$ nicht überschreiten, bei einer relativen Luftfeuchtigkeit von 30–60%. An heißen Tagen mit hoher Luftfeuchtigkeit sind ergometrische Untersuchungen möglichst zu unterlassen bzw. entsprechend zu beurteilen.

f) Bei der Untersuchung soll aus thermoregulatorischen Gründen nur eine kurze Hose getragen werden.

g) Alle Medikamente, auch Genußmittel wie Kaffee, Tee und Nikotin sind am Untersuchungstag, Medikamente mit länger anhaltender Wirkung auch bereits an den Vortagen zu vermeiden. Erforderliche Medikationen sind im Untersuchungsprotokoll zu vermerken.

h) Die Tageszeit der ergometrischen Untersuchung ist anzugeben. Bei wiederholten vergleichenden Untersuchungen ist möglichst die gleiche Tageszeit zu wählen, weil die Leistungsfunktionen sich im Laufe des Tages verändern.

i) Ungewöhnliche Verhältnisse sind auf dem Untersuchungsprotokoll zu vermerken.

5. Bestimmte Qualitätskriterien der Ergometrie (betreffend Kalibrierung, Objektivität, Reproduzierbarkeit, Sensivität, Spezifität) sind zu beachten. Sie sind noch international zu vereinbaren.

H. Mellerowicz, 1982

Literaturverzeichnis

1. *Äärynen M, Mäkelä M, Hämeenaho P, Matti-la MJ* (1981) Prazosin enhances the antihypertensive effects of betablockers during isometric and dynamic exercise. Ann Clin Res 13: 71

2. *Al-Eshaiker MH, Mellerowicz H* (1967) Untersuchungen zur Beurteilung des arteriellen Druckes bei ansteigender ergometrischer Leistung. In: *Mellerowicz H, Hansen G* (Hrsg) 2. Internationales Seminar für Ergometrie Ergon, Berlin

3. *Anschütz F* (1970) Über die Zuverlässigkeit der auskultatorisch ermittelten Blutdruckwerte unter körperlicher Belastung. Fortschr Med 88: 1391

4. *Åstrand J* (1965) Blood pressure during physical work in a group of 221 women and men 48–63 years old. Acta Med Scand 178: 41

5. *Åstrand PO, Rodahl K* (1977) Textbook of work physiology. McGraw-Hill, New York

6. *Atterhög JH, Duner H, Pernow B* (1977) Haemodynamic effects of pindolol in hypertensive patients. Acta Med Scand (Suppl) 606: 55

7. *Atterhög J-H, Jonsson B, Samuelsson R* (1979) Exercise testings a prospective study of complication rates. Am Heart J 98: 572

8. *Bachmann K, Zerzawy R, Riess PJ, Zölch KA* (1970) Blutdrucktelemetrie – kontinuierliche, direkte Blutdruckmessung im Alltag und beim Sport. Dtsch Med Wochenschr 95: 741

9. *Berglund G, Wilhelmsen L, Sannerstedt R, Hansson L, Anderson O, Sivertsson R, Wikstrand J* (1978) Decrease of CHD morbidity by treatment of hypertension. Lancet I: 1

10. *Berry CL* (1978) Hypertension and arterial development – Longterm considerations. Br Heart J 40: 709

11. *Bethge K-P, Klein H, Lichtlen PR* (1979) Koronare Herzerkrankung. Rhythmusstörungen und plötzlicher Herztod. Internist Welt 4: 107

12. *Bevegård S, Holmgren A, Jonsson B* (1960) The effect of body position on the circulation at rest and during exercise with special reference to the influence on the stroke volume. Acta Physiol Scand 49: 279

13. *Birkenhäger WH, Kolsters G, Wester A, Kho TL, Schalekamp MA, Zaal GA* (1975) Haemodynamic setting of essential hypertension as a guide to management. Lancet I: 386

14. *Blümchen G, Barthel W, Paparidis C* (1981) Häufigkeit der Belastungshypertonie bei Herzinfarkt. Patienten im chronischen Stadium und bei angeblich normalen Patienten. Herz Kreisl 5: 228

15. *Bolte HD* (1977) Stufenweiser Einsatz nicht invasiver und invasiver diagnostischer Methoden bei koronarer Herzkrankheit. Internist (Berl) 18: 303

16. *Briedigkeit W, Tittmann F, Honigmann G* (1979) Blutdruck im Kindesalter. 4. Mitteilung: Ergometrische Untersuchungen von Kindern und Jugendlichen mit systolischer Grenzwerthypertonie. Z Ärztl Fortbild 73: 378

17. *Briedigkeit W* (1981) Untersuchungen zur Blutdruckentwicklung bei Jugendlichen. Dtsch Gesundheitswes 36: 1087

18. *Brod J, Cachovan M, Bahlmann J, Bauer GE, Celsen B, Sippel R, Hundshagen H, Feldmann U, Rienhoff O* (1979) Haemodynamic changes during acute emotional stress in man with special reference to the capacitance vessels. Klin Wochenschr 57: 555

19. *Buchanan N, Weir RJ* (1982) A comparison of nifedipine and mefruside in the treatment of mild/moderate hypertension. Abstract Ninth scientific meeting of the International Society of Hypertension, Mexico City

20. *Bühler FR, Kiowski W, Bolli P, Bertel O* (1978) Das Potential der Beta-Blocker in der Hochdruckbehandlung. Internist 19: 510

21. *Corday E, Corday SR* (1975) Prevention of heart disease by control of risk factors: The time has come to face the facts. Am J Cardiol 35: 330

22. *Diehls HS* (1929) The variability of blood pressure. Morning and evening studies. Arch Intern Med 43: 835

23. *Doyle JT, Kinch SH* (1970) The prognosis of an abnormal electrocardiographie stress test. Circulation 41: 545

24. *Dunn FG, Melville DJ, Jones JV, Lorimer AR, Lawrie TDV* (1978) Standardized stress and

hypertension: Comparison of effect of propranolol and methyldopa. Br J Clin Pharmacol 5: 223

25. *Ekelund L-G, Ekelund C, Rössner S* (1983) Antihypertensive effects at rest and during exercise of a calcium blocker, nifedipine, alone and in combination with metoprolol. Acta Med Scand

26. *Eliasson K, Hjemdahl P, Hylander B, Kahan T, Lins L-E* (1982) Circulatory and sympathoadrenal responses to stress after long-term beta blockade. Abstract Ninth scientific meeting of the International Society of Hypertension, Mexiko City

27. *Fahrenkamp K* (1921) Beitrag zur Kenntnis der Tagesschwankungen des Blutdrucks bei der Hypertonie. Med Klin 17: 776

28. *Falkner B, Questi G, Affrime MB, Löwenthal DT* (1982) The effect of a centrally acting agent versus diuretics on the cardiovascular response to mental stress in adolescent hypertension. Abstract Ninth scientific meeting of the International Society of Hypertension, Mexico City

29. *Floras JS, Fox P, Hassan MO, Jones JK, Sleight P, Turner KL* (1979) Assessment of the antihypertensive effect of atenolol with 24 h ambulatory monitoring of blood pressure. Clin Sci 57: 387

30. *Floras JS, Hassan MO, Sever PS, Jonas JV, Osikowska B, Sleight P* (1981) Cuff and ambulatory blood pressure in subjects with essential hypertension. Lancet, II: 107

31. *Folkow B* (1975) Vascular changes in hypertension – review and recent animal studies. In: *Berglund G, Hansson L, Werkö L* (eds) Pathophysiology and management of arterial hypertension. Mölndal, Schweden

32. *Found FM, Tarazi RC, Dustan HP, Bravo EL* (1978) Hemodynamics of essential hypertension in young subjects. Am Heart J 96: 646

33. *Franz I-W, Lohmann FW* (1977) Ergometrische Untersuchungen zur zusätzlichen Beurteilung der antihypertensiven Therapie. Verh Dtsch Ges Inn Med 83: 325

34. *Franz I-W, Mellerowicz H* (1977) Vergleichende Messungen der PWC$_{170}$ mit Leistungsstufen von unterschiedlicher Größe und Dauer. Z Kardiol 66: 670

35. *Franz I-W, Lohmann FW* (1978) Die Bedeutung der ergometrischen Untersuchung zur Beurteilung der antihypertensiven Therapie. Dtsch Med Wochenschr 38: 1478

36. *Franz I-W, Lohmann FW* (1979) Der Einfluß einer Saluretikum-β-Rezeptorenblocker-Kombination auf überhöhte Belastungsblutdrücke. Med Klin 74: 396

37. *Franz I-W* (1979) Untersuchungen über das Blutdruckverhalten während und nach Ergometrie bei Grenzwerthypertonikern im Vergleich zu Normalpersonen und Patienten mit stabiler Hypertonie. Z Kardiol 68: 107

38. *Franz I-W* (1979) Das Elektrokardiogramm während ergometrischer Leistung. Med Klin 74: 896

39. *Franz I-W* (1979) Die Bedeutung des Belastungs-EKG und der ergometrischen Leistungsmessung bei der Diagnosestellung und Verlaufskontrolle einer subakuten Myokarditis. Med Welt 30: 400

40. *Franz I-W* (1979) Indikationen, Dosierung und Kontraindikationen präventiven Trainings. In: *Mellerowicz H, Franz I-W* (Hrsg) Training als Mittel der präventiven Medizin. Perimed, Erlangen, S 27

41. *Franz I-W, Lohmann FW, Koch G* (1980) Differential effects of long-term cardioselective and nonselective beta-receptor blockade on plasma catecholamines during and after physical exercise in hypertensive patients. J Cardiovasc Pharmacol 2: 35

42. *Franz I-W* (1980) Differential antihypertensive effect of acebutolol and the fixed combination hydrochlorothiazide/amiloridehydrochloride on elevated exercise blood pressure in hypertensive patients. Am J Cardiol 46: 301

43. *Franz I-W, Kothari P* (1980) Blood pressure control during work in mild hypertension. Indian Heart J 32: 8

44. *Franz I-W, Lohmann FW, Koch G* (1980) Excessive dopamine increase at rest and during exercise after long-term betaadrenorreceptor blockade in hypertensive patients. Br Heart J 44: 25

45. *Franz I-W, Mellerowicz H* (1980) Vergleichende ergometrische Untersuchungen über den Tension-Time-Index und die körperliche Leistungsbreite bei Patienten mit grenzwertiger und stabiler Hypertonie und Normalpersonen. Z Kardiol 69: 587

46. *Franz I-W* (1980) Die antihypertensive Wirksamkeit einer fixen β-Rezeptorenblocker-Diuretikum-Kombination auf Ruhe- und Belastungsblutdruck von essentiellen Hypertonikern. Schweiz Med Wochenschr 110: 1616

47. *Franz I-W* (1981) Einfluß einer fixen β-Rezeptorenblocker-Diuretika-Kombination auf den hohen Blutdruck im Alter. Herz Kreisl 4: 187

48. *Franz I-W* (1981) Ergometrische Untersuchungen zur Beurteilung des hohen Blutdruckes im Alter. Herz Kreisl 4: 197

49. *Franz I-W* (1981) Belastungsblutdruck bei Hochdruckkranken. Springer, Berlin Heidelberg New York

50. *Franz I-W, Lohmann FW, Koch G* (1982) Effects of chronic antihypertensive treatment

with acebutolol and pindolol on blood pressure plasma catecholamines and oxygen uptake at rest and during submaximal and maximal exercise. J Cardiovasc Pharmacol 4: 180

51. *Franz I-W* (1982) Vergleichende ergometrische Untersuchungen über die Wirkung von *β*-Rezeptorenblockern und Diuretika und deren Kombination auf den Blutdruck und das Doppelprodukt bei Hochdruckkranken. Z Kardiol 71: 129

52. *Franz IW, Mellerowicz H* (1982) Methodische und leistungsphysiologische Grundlagen der Ergometrie. Herz 7: 29

53. *Franz I-W, Lohmann FW* (1982) Die Bedeutung ergometrischer Untersuchungen bei arterieller Hypertonie. Herz 7: 156

54. *Franz I-W, Bartels F, Müller R* (1982) Normalwerte des Blutdruckes während und nach Ergometrie bei 20- bis 50jährigen männlichen und weiblichen Probanden. Z Kardiol 71: 458

55. *Franz I-W* (1982) Ergometrie bei Hochdruckkranken. Springer, Berlin Heidelberg New York

56. *Franz I-W, Lohmann FW* (1982) Reproduzierbarkeit des Blutdruckverhaltens während und nach Ergometrie bei Hochdruckkranken. Dtsch med Wochenschr 107: 1379

57. *Franz I-W* (1982) Assessment of blood pressure response during ergometric work in normotensive and hypertensive patients. Acta Med Scand (Suppl 670) 35

58. *Franz I-W* (1983) Beeinflussung des Belastungsblutdrucks durch antihypertensive Pharmaka. In: *Distler A, Philipp T* (Hrsg) Neuere Entwicklungen in der Hochdrucktherapie. Thieme, Stuttgart

59. *Friedrich G, Langewitz W* (1981) Der emotionale Belastungstest in der klinisch-therapeutischen Prüfung von Antihypertensiva. Verh Dtsch Ges Inn Med

60. *Fuchs G* (1980) Umgang mit statistischen Zahlenangaben bei der ärztlichen Begutachtungspraxis. Lebensversicherungsmedizin 5: 115

61. *Gould BA, Mann S, Davis AB, Altmann DG, Raftery EB* (1981) Does placebo lower blood pressure? Lancet II: 1377

62. *Halhuber MJ* (1966) Längsschnittuntersuchungen an Hochdruckkranken während einer Klima- und Terrainkur in 2000 m Höhe. Sportarzt Sportmed 17: 473

63. *Hanrath P* (1978) Klinik und Diagnostik der koronaren Herzkrankheit. Therapiewoche 28: 2394

64. *Harris L, Dargie HJ, Lynch PG, Bulpitt J, Krikler DM* (1982) Blood pressure and heart rate in patients with ischaemic heart disease receiving nifedipine and propranolol. Br Med J 284: 1148

65. *Hauss WH* (1982) Zur Pathogenese der Arteriosklerose. Med Welt 1: 20

66. *Hedstrand H, Åberg A* (1975) A three-year follow up of middle agred men with borderline blood pressure. Acta Med Scand 198: 389

67. *Heidbreder E, Ziegler A, Heidland A* (1982) Verhindern sympatholytische Antihypertensiva den Blutdruckanstieg bei mentalem Streß? Herz Kreisl 3: 135

68. *Heller RF, Rose G* (1977) Current management of hypertension in general practice. Br Med J I: 1442

69. *Henkels U, Blümchen G* (1977) Tageszeitliche Schwankungen der Belastungs-Koronarinsuffizienz. Münch Med Wochenschr 119 (Suppl 1): 58

70. *Hodge JV, Smirk FH* (1967) The effect of drug treatment of hypertension on the distribution of deaths from various causes. Am Heart J 73

71. *Hoffmann K, Kuhlmann E* (1983) Meßtechnische Untersuchungen an Fahrrad-Ergometern. – Zur Kalibrierung von Ergometern. In: *Mellerowicz H, Franz I-W* (Hrsg) Ergometrie: Kalibrierung, Standardisierung, Methodik. Perimed, Erlangen

72. *Hollmann W, Barg W, Weyer G, Heck H* (1970) Der Alterseinfluß auf spiroergometrische Meßgrößen im submaximalen Arbeitsbereich. Med Welt 21: 1280

73. Hypertension Detection and Follow-up Program Cooperative Groups (1979) Five-years findings of the Hypertension Detection and Follow-up Program. I. Reduction on mortality of persons with high blood pressure including mild hypertension. JAMA 242: 2562

74. *Irving JB, Bruce R, Deronen T* (1977) Variations and significance of systolic blood pressure during maximal exercise testing. Relation to severity of coronary artery disease and cardiac mortality. Am J Cardiol 39: 841

75. *Julius S, Pascual AV, Sannerstedt R* (1971) Relationship between cardial output and peripheral resistance in borderline hypertension. Circulation 43: 382

76. *Julius S* (1977) Classification of hypertension. Borderline hypertension: Epidemiology and Clinical implications. In: *Genest J, Koiw E, Küchel O* (eds.) Hypertension. McGraw-Hill, New York pp 9–613

77. *Kain HK, Himman AT, Sokolow M* (1964) Arterial blood pressure measurements with a portable recorder in hypertensive patients. I. Variability and correlation with casual pressures. Circulation 30: 882

78. *Kaltenbach M, Martin KL, Hopf R* (1976) Treffsicherheit von Belastungsuntersuchungen zur Erkennung von Koronarstenosen. Dtsch Med Wochenschr 101: 1907

79. *Kannel WB, Gordon T, Schwartz MJ* (1971) Systolic versus diastolic blood pressure and risk of coronary disease. Am J Cardiol 27: 335

80. *Kilpatrick JA* (1948) The variation of casual, basal and supplemental blood pressure in health and in essential hypertension. Br Heart J 10: 48

81. *Kirchhoff H-W, Beckmann P* (1965) Regulationsstörungen des Herzens und Kreislaufs. Barth, München

82. *Kitamura K, Jörgensen CR, Göbel F* (1972) Hemodynamic correlates of myocardial oxygen consumption during upright exercise. J Appl Physiol 32: 516

83. *Kober G, Martin KL, Bartelt K-M, Kaltenbach M* (1976) Die koronare Herzerkrankung. Aesopus, Lugano München

84. *Krönig B* (1981) Blutdruckvariabilität bei Hochdruckkranken – Ergebnisse telemetrischer Langzeitmessungen. In: *Franz I-W* (Hrsg) Belastungsblutdruck bei Hochdruckkranken. Springer, Berlin Heidelberg New York, S 23

85. *Krönig B* (1976) Blutdruckvariabilität bei Hochdruckkranken. Hüthig, Heidelberg

86. *Lambert D* (1974) Hypertension and myocardial infarction. Br Med J III: 685

87. *Laughlin KD, Fisher L, Sherrad DJ* (1980) Blood pressure reductions during self-recording of home blood pressure. Am Heart J 98: 629

88. *Lew EA* (1967) Blood pressure and mortality. Life insurance experience. In: *Stanley J, Stamler R, Pullmann TN* (eds) The epidemiology of hypertension. Grune & Stratton, New York, p 392

89. *Linss G, Böthig S* (1974) Normotonie oder Hypertonie? Dtsch Gesundheitswesen 29: 635

90. *Littler WA, Honour AJ, Pugsley DJ, Sleight P* (1975) Continuous recording of direct arterial pressure in untreated patients: its role in the diagnosis and management of high blood pressure. Circulation 51: 1101

91. *Littler WA, Watson RDS* (1978) Circulation variation in blood pressure. Lancet I: 995

92. *Löllgen H* (1982) Zur Bedeutung der Tretgeschwindigkeit in der Ergometrie. In: *Mellerowicz H, Franz I-W* (Hrsg) Ergometrie: Kalibrierung, Standardisierung, Methodik. Perimed, Erlangen

93. *Lorimer AR, Barbour MP, Comerfeld MB, Lawrie DV* (1982) Assessment of blood pressure responses in hypertension to isometric and varying form of dynamic exercise, and their modification by treatment. Abstract Ninth Scientific Meeting of the International Society of Hypertension. Mexico City

94. *Lund-Johansen P* (1967) Hemodynamics in early essential hypertension. Acta Med Scand (Suppl 482) 183: 1

95. *Lund-Johansen P, Ohm OI* (1976) Hemodynamic long-term effects of β-receptor blocking agents in hypertension: Comparison between alprenolol, atenolol and timolol. Clin Sci Mol Med 51: 481

96. *Lund-Johansen P* (1981) Hämodynamik bei der essentiellen Hypertonie in Ruhe und während Ergometrie und deren Beeinflussung durch Diuretika, β-Rezeptorenblocker und Vasodilatatoren. In: *Franz I-W* (Hrsg) Belastungsblutdruck bei Hochdruckkranken. Springer, Berlin Heidelberg New York, S 107

97. Management Committee (1980) The Australian therapeutic trial in mild hypertension. Lancet II: 1226

98. Management Committee of the Australian Therapeutic Trial in Mild Hypertension (1982) Untreated mild hypertension. Lancet II, 185

99. *Mancia G, Ferrari A, Bertinieri G, Grassi G, Zanchetti A* (1982) Blood pressure rises associated with the cuff measurement procedure in hypertension. Abstract Ninth Scientific Meeting of the International Society of Hypertension, Mexico City

100. *Mann S, Millar-Craig MW, Altmann DG, Melville D, Raftery EB* (1979) The effects of metoprolol on ambulatory blood pressure. Clin Sci 57: 375

101. *Martin CM, McConohay DR* (1972) Maximal treadmill exercise electrography. Correlations with coronary arteriography and cardiac hemodynamics. Circulation 46: 956

102. *Matthes D, Schütz P, Hüllemann K-D* (1978) Unterschiede zwischen indirekt und direkt ermittelten Blutdruckwerten. Med Klin 11: 371

103. *Mattingly TW, Robb GW, Marks HH* (1958) Stress tests in the detection of coronary disease. Postgrad Med 24: 4

104. *Matzdorff F* (1975) Herzinfarkt, Prävention und Rehabilitation. Urban & Schwarzenberg, München Berlin Wien

105. *McAllister RG* (1979) Effects of adrenergic receptor blockade on the responses to ergometric handgrip: Studies in normal and hypertensive subjects. J Cardiovasc Pharmacol 1: 253

106. *McFate Smith W* (1977) Treatment of mild hypertension. Results of a ten-year intervention trial. Circ Res (Suppl I) 40: 1

107. *McHenry PL, Phillips JF, Knoebel SB* (1972) Correlation of computer-quantitated treadmill exercise electrocardiogram with arteriographic location of coronary artery disease. Am J Cardiol 30: 747

108. *Meesmann W, Stöveken HJ, Billing CP* (1970) Die Bestimmung des Basisblutdrucks in der

Praxis durch die Ermittlung des sogenannten Entspannungswertes. Dtsch Med Wochenschr 95: 734

109. *Mellerowicz H* (1979) Ergometrie. Urban & Schwarzenberg, München Wien Baltimore

110. *Middeke M, Burkhart A, Holzgreve H* (1982) Blutdruckverhalten während dynamischer und isometrischer Belastungen unter antihypertensiver Langzeittherapie mit Beta-Rezeptorenblockern und Diuretika. Verh Dtsch Ges Inn Med 88: 737

111. *Morgan T, Adam W, Carney S, Gibbard R, Brown S, Wheeler D* (1979) Treatment of mild hypertension in elderly males. Clin Sci 57: 355

112. *Morgenroth J, Maron BJ, Henry WL, Epstein SE* (1975) Comparative left ventricular dimensions in trained athletes. Am Intern Med 82: 521

113. *Nerem RM, Cornhill JF* (1980) Hemodynamics and atherogenesis. Atherosclerosis 36: 151

114. *Neus H, Schulte W, Friedrich G, Rüddel H, Schirmer G, Eiff AW von* (1981) Relationship between blood pressure reactions on an ergometric and an emotional stress test. Klin Wochenschr 59: 47

115. *Neus H, Eiff AW von, Friedrich G, Schulte W* (1981) Das Problem der Adaptation in der klinisch-therapeutischen Hypertonieforschung. Dtsch Med Wochenschr 106: 622

116. *Nyberg G* (1976) Effect of β-adrenoreceptor blockers on heart rate and blood pressure in dynamic and isometric exercise. Drugs (Suppl 1) 11: 185

117. *Patyna WD* (1981) Die Beeinflussung des Blutdruckverhaltens Hochdruckkranker während Ergometrie durch eine Reserpin-Diuretikum-Kombination und β-Rezeptorenblockade. In: *Franz I-W* (Hrsg) Belastungsblutdruck bei Hochdruckkranken. Springer, Berlin Heidelberg New York

118. *Perry HM* (1982) Are we overdiagnosing mild hypertension? Abstract Ninth Scientific Meeting of the International Society of Hypertension. Mexico City

119. *Pickering TG, Harshfield GA, Kleinert HO, Blank S, Laragh JH* (1982) Blood pressure during normal daily activities, sleep and exercise. JAMA 247, 992

120. *Poliner LR, Dehmer GJ, Lewis SE, Parkey RW, Blomquist CG, Willerson JT* (1980) Left ventricular performance in normal subjects: a comparison of the response to exercise in the upright and supine position. Circulation 62: 123

121. *Prachar H, Heller G, Jobst C, Kiss E, Nobis H, Spiel R, Enenkel W* (1976) Zum koronaren Risiko bei Hypertonikern. Herz Kreisl 8: 174

122. *Rasmussen S, Rasmussen K* (1979) Influence of metoprolol, alone and in combination with a thiazid diuretic on blood pressure, plasma volume, extracellular volume and glomerular filtration rate in essential hypertension. Eur J Clin Pharmacol 15: 305

123. *Reindell H, Roskamm H* (1977) Herzkrankheiten. Springer, Berlin Heidelberg New York

124. *Rentrop P, Friedrich B, Roskamm H* (1975) Ergometrische Befunde bei Koronarkranken in Abhängigkeit von Ausdehnung und Lokalisation des Gefäßbefalls. Urban & Schwarzenberg, München Berlin Wien

125. *Reuben SR* (1981) Comparative effects of two antihypertensive drugs on blood pressure and heart rate responses during isometric exercise. Abstract, Symposium „Potassium, the Heart and Hypertension", Rome

126. *Reybrouck T, Amery A, Billiet L* (1977) Hemodynamic response to graded exercise after chronic betaadrenergic blockade. J Appl Physiol 42: 133

127. *Rochmis P, Blackburn H* (1971) A survey of procedures, safety and litigation experience in approrinately tests. JAMA 217: 1061

128. *Rosenman RH, Scholtz RJ, Brand J* (1976) A study of comparative blood pressure measures in prediciting risk of coronary heart disease. Circulation 54: 51

129. *Roskamm H* (1978) Versuch der Standardisierung von ergometrischen Belastungsuntersuchungen. Expertengespräch 44. Tagung Dtsch Ges Kreislaufforsch, Bad Nauheim

130. *Rost R* (1979) Kreislaufreaktion und -adaptation unter körperlicher Belastung. Osang, Bonn

131. *Rowlands DB, Ireland MA, Stallard TJ, Glover DR, McLeay RAB, Watson RDS, Littler WA* (1982) Assessment of left-ventricular mass and its response to antihypertensive treatment. Lancet II: 467

132. *Rutenfranz J* (1968) Möglichkeiten und Grenzen der Funktionsprüfungen von Herz und Kreislauf im Kindesalter. Z Ärztl Fortbild 62: 931

133. *Samek L, Roskamm H* (1980) Das Belastungs-EKG. In: *Csapo G* (Hrsg) Konventionelle und intrakardiale Elektrokardiographie. Documenta Geigy, S 142

134. *Sannerstedt R* (1969) Hemodynamic findings at rest and during exercise in mild arterial hypertension. Am J Med Sci 258: 70

135. *Sarnoff S, Case JRB, Stainsky WN, Macruz R* (1958) Hemodynamic determinants of oxygen consumption of the heart with special reference to the tension-time-index. Am J Physiol 192: 148

136. *Scherer D, Kaltenbach M* (1979) Häufigkeit lebensbedrohlicher Komplikationen bei ergometrischen Belastungsuntersuchungen. Dtsch Med Wochenschr 104: 1161

137. *Schmutzler II* (1977) Vergleich elektrokardiographischer und angiographischer Befunde. Vortrag bei der Akademie für ärztl. Fortbildung, Berlin

138. *Schüren KP, Behrens R, Schröder R* (1978) Falschpositives Belastungs-EKG bei organisch gesunden Frauen. Dtsch Med Wochenschr 103:816

139. *Schulte W* (1981) Blutdruckreaktivität unter emotionalem Streß und bei essentieller Hypertonie – pathophysiologische und diagnostische Aspekte. In: *Franz I-W* (Hrsg) Belastungsblutdruck bei Hochdruckkranken. Springer, Berlin Heidelberg New York, S 59

140. *Schulte W, Neus H, Noffke HK, Eiff AW von* (1978) Zur Problematik der Einteilung in Blutdruckgruppen aufgrund von Ruhemessungen. Verh Dtsch Ges Inn Med 84:789

141. *Smirk FH* (1944) Casual and basal blood pressure. IV. Their relationship to the supplemental pressure with a note on statistical implications. Br Heart J 6:176

142. Sokolow M, Perloff D, Cowan R (1982) A 10-year prospective study of the incidence of cardiovascular events in hypertensive patients utilizing ambulatory blood pressure measurements. Abstract, Ninth Scientific Meeting of the International Society of Hypertension. Mexico City

143. *Steinbrunn W, Klappenberger L, Lichtlen PR* (1981) Die Häufigkeit des plötzlichen Herztodes bei der koronaren Herzkrankheit. Schweiz Med Wochenschr 111:1697

144. *Strauer BE* (1979) Das Hochdruckherz. Springer, Berlin Heidelberg New York

145. *Sturm A, Schuster P* (1977) Rehabilitation bei Hypertonie. Dtsch Med Wochenschr 102:1732

146. *Taylor SH* (1975) The circulation in hypertension. In: *Burley DM, Birdwood GFB, Fryer JH,*

Taylor SH (eds) Hypertension – its nature and treatment. Metropolis, London, p 29

147. *Trafford JAP, Horn CR, O'Neal H, McGonigk R, Halford-Maw L, Evans R* (1981) Five year follow-up of effects of treatment of mild and moderate hypertension. Br Med J 282:1111

148. Veterans Administration Cooperative Study Group on Antihypertensive Agents (1967) Effects of treatment on morbidity in hypertension: results in patients with diastolic blood pressure averaging 115 though 129 mmHg. JAMA 202:1028

149. *Von Eiff AW* (1967) Essentielle Hypertonie. Klinik, Psychophysiologie und Psychopathologie. Thieme, Stuttgart

150. *Von Eiff AW, Neus H, Schulte W* (1978) Streßreagibilität als Charakteristikum von Blutdruckgruppen. Verh Dtsch Ges Inn Med 84:792

151. *Wilson L, Meyer B, Albury J* (1979) Early prediction of hypertension using exercise blood pressures. Med Sci Sports 11:110

152. *Wolff G* (1978) Bluthochdruck – die Pest unserer Zeit. Mod Med 2:87

153. World Health Organization (1959) Hypertension and coronary heart disease: classification and criteria for epidemiological studies. Technical Report series No.168

154. *Zerzawy R* (1981) Belastungshypertonie bei stabiler und grenzwertiger Hypertonie – Vergleich geistiger, isometrischer und dynamischer Belastungen. In: *Franz I-W* (Hrsg) Belastungsblutdruck bei Hochdruckkranken. Springer, Berlin Heidelberg New York, S 49

155. *Zerzawy R* (1981) Telemetrie von arteriellem Druck und Herzfrequenz unter alltäglichen und sportlichen Belastungen im Vergleich zur Fahrradergometrie. In: *Franz I-W* (Hrsg) Belastungsblutdruck bei Hochdruckkranken. Springer, Berlin Heidelberg New York, S 161

Sachverzeichnis